Thorsten Ecke

Tumormarker beim Harnblasenkarzinom

Thorsten Ecke

Tumormarker beim Harnblasenkarzinom

Über die Bedeutung biologischer Tumormarker bei der Diagnostik und Therapie des Harnblasenkarzinoms

Südwestdeutscher Verlag für Hochschulschriften

Impressum / Imprint
Bibliografische Information der Deutschen Nationalbibliothek: Die Deutsche Nationalbibliothek verzeichnet diese Publikation in der Deutschen Nationalbibliografie; detaillierte bibliografische Daten sind im Internet über http://dnb.d-nb.de abrufbar.
Alle in diesem Buch genannten Marken und Produktnamen unterliegen warenzeichen-, marken- oder patentrechtlichem Schutz bzw. sind Warenzeichen oder eingetragene Warenzeichen der jeweiligen Inhaber. Die Wiedergabe von Marken, Produktnamen, Gebrauchsnamen, Handelsnamen, Warenbezeichnungen u.s.w. in diesem Werk berechtigt auch ohne besondere Kennzeichnung nicht zu der Annahme, dass solche Namen im Sinne der Warenzeichen- und Markenschutzgesetzgebung als frei zu betrachten wären und daher von jedermann benutzt werden dürften.

Bibliographic information published by the Deutsche Nationalbibliothek: The Deutsche Nationalbibliothek lists this publication in the Deutsche Nationalbibliografie; detailed bibliographic data are available in the Internet at http://dnb.d-nb.de.
Any brand names and product names mentioned in this book are subject to trademark, brand or patent protection and are trademarks or registered trademarks of their respective holders. The use of brand names, product names, common names, trade names, product descriptions etc. even without a particular marking in this works is in no way to be construed to mean that such names may be regarded as unrestricted in respect of trademark and brand protection legislation and could thus be used by anyone.

Coverbild / Cover image: www.ingimage.com

Verlag / Publisher:
Südwestdeutscher Verlag für Hochschulschriften
ist ein Imprint der / is a trademark of
OmniScriptum GmbH & Co. KG
Heinrich-Böcking-Str. 6-8, 66121 Saarbrücken, Deutschland / Germany
Email: info@svh-verlag.de

Herstellung: siehe letzte Seite /
Printed at: see last page
ISBN: 978-3-8381-3731-5

Zugl. / Approved by: Berlin, Charité - Universitätsmedizin Berlin, Habilitation, 2013

Copyright © 2013 OmniScriptum GmbH & Co. KG
Alle Rechte vorbehalten. / All rights reserved. Saarbrücken 2013

Für Aleksandra und Alicja

INHALTSVERZEICHNIS

	Seite
Abkürzungen..	3
1. Vorbemerkungen..	4
2. Einleitung...	6
3. Untersuchte Tumormarker und methodische Grundlagen.......................	9

    3.1. Tumorsuppressor-Gen *TP53*

    3.2. Tissue Polypeptide Antigen (TPA)

    3.3. Plasminogen Aktivator vom Urokinase-Typ-Rezeptor (uPAR)

    3.4. Human epidermal growth receptor (HER-2/neu)

    3.5. Metastasen-Suppressor-Gen KISS-1

        als Beispiel epigenetischer Marker

4. Ergebnisse der Originalarbeiten..15

    4.1. Originalarbeit 1

    4.2. Originalarbeit 2

    4.3. Originalarbeit 3

    4.4. Originalarbeit 4

    4.5. Originalarbeit 5

5. Zusammenfassende Diskussion und Ausblick..27

6. Zusammenfassung und abschließende Wertung................................... 36

7. Literaturverzeichnis..38

Abkürzungen

AUC	area under curve
BMI	Body Mass Index
bp	Basenpaare
Cis	Carcinoma in situ
D	Dalton
DNA	Desoxyribonukleinsäure
ECD	extrazellulare Domain
ECM	extrazelluläre Matrix
ECOG	Eastern Cooperative Oncology Group
EGF	epidermal growth factor
ELISA	enzyme linked immunosorbent assay
FISH	Fluorescent-In-Situ-Hybridization
GC	Gemcitabin, Cisplatin
HER	Human epidermal growth receptor
HRP	Horseradish Peroxidase
IHC	Immunhistochemie
LDH	Lactatdehydrogenase
MS-PCR	Methylierungs-spezifische Polymerase-Kettenreaktion
M-VAC	Methotrexat, Vinblastin, Adriamycin, Cisplatin
PCG	Paclitaxel, Cisplatin, Gemcitabin
PCR	Polymerase-Kettenreaktion
RLU	relative light unit
ROC	receiver operating characteristic
RT-PCR	Reverse Transkriptase Polymerase-Kettenreaktion
SEQ	Bisulfit-Sequenz
TGGE	Temperatur-Gradienten-Gel-Elektrophorese
TMB	Tetramethylbenzidin
TP53	Tumor-Suppressor-Gen p53
TPA	Tissue Polypeptide Antigen
uPA	Urokinase-Typ Plasminogen Aktivator
uPAR	Plasminogen Aktivator vom Urokinase-Typ-Rezeptor

1. Vorbemerkungen

Diese kumulative Habilitationsschrift beinhaltet Forschungsergebnisse, die ich an der Klinik für Urologie der Charité-Universitätsmedizin Berlin, Campus Charité Mitte (Direktor: Prof. Dr. med. S.A. Loening, aktuell Prof. Dr. med. Kurt Miller), im Bereich Laboratoriumsmedizin der Charité-Universitätsmedizin Berlin, Campus Charité Buch (damalige Leitung: Dr. rer. nat. Guntram Schulze), in der Molekularpathologie – Bereich Tumormarker am Centro Nacional de Investigaciones Oncológicas (CNIO) in Madrid, Spanien (Leitung: Dr. Marta Sánchez-Carbayo) und an der Klinik für Urologie des HELIOS Klinikum Bad Saarow (Leitung: Chefarzt Dr. med. Jürgen Ruttloff) erlangen konnte.

Seit meiner Dissertation, die ich während des Studiums im Jahr 1997 begonnen hatte, habe ich die wissenschaftliche Zusammenarbeit mit der Klinik für Urologie der Charité - Universitätsmedizin Berlin, Campus Charité Mitte gepflegt. Dort konnte ich auf dem Boden der Ergebnisse dieser Arbeit weitere Projekte zur Forschung an Tumormarkern beim Harnblasenkarzinom initiieren und meine während der Forschungsaufenthalte gewonnenen Kenntnisse einbringen.

Im Centro Nacional de Investigaciones Oncológicas (CNIO) in Madrid beschäftigte ich mich insbesondere mit der Entwicklung und Prüfung von epigenetischen Tumormarkern.

An den Untersuchungen beteiligten sich Doktoranden und wissenschaftliche Mitarbeiter, technische Mitarbeiterinnen und Mitarbeiter der Forschungsabteilungen der Kliniken für Urologie in Berlin und der Molekularpathologie – Sektion Tumormarker des CNIO in Madrid, Spanien, sowie die Kooperationspartner am Institut für Pathologie, Campus Charité Mitte und des HELIOS Klinikum Bad Saarow.

Arbeiten zu meinem Forschungsschwerpunkt konnte ich in den letzten Jahren in Peer-reviewed Journalen publizieren sowie auf nationalen und internationalen Kongressen vorstellen. Die durchgeführten Untersuchungen und Ergebnisse sind Gegenstand dieser kumulativen Habilitationsschrift und wurden in 5 Originalarbeiten publiziert. Die Publikationen sind Bestandteil der Leitlinien für Tumormarker beim Harnblasenkarzinom.

Ziel dieser kumulativen Habilitationsschrift soll es sein, die gegenwärtige Bedeutung von Tumormarkern beim Harnblasenkarzinom unter Einbeziehung der eigenen Arbeiten darzulegen.

2. Einleitung

In den Industrieländern steigt die Anzahl an Neuerkrankungen und Todesfällen durch ein Harnblasenkarzinom stetig. Nicht allein durch die Inzidenz von 386300 und die Mortalität von 150200 im Jahre 2008 sollte die Erkrankung nachdenklich machen [1]. Das Harnblasenkarzinom ist auch ökonomisch bedeutsam, da es von allen bösartigen Tumorerkrankungen die höchsten Kosten pro Patient und insgesamt die fünfthöchsten Kosten verursacht [2, 3]. Durch routinemäßige Zystoskopien im Rahmen der Nachsorge werden alleine 13% der Kosten verursacht [4]. Durch einen gezielten Einsatz von Tumormarkern für das Harnblasenkarzinom könnten in Zukunft Kosten eingespart werden [5].

Etwa 80% der Blasentumorpatienten sind zwischen 50-79 Jahren alt [6]. Zum Zeitpunkt der Diagnose zeigen bereits 20-30% eine Muskelinfiltration, die Hälfte dieser Patienten ist dann bereits metastasiert [7]. Die Prognose für das metastasierte Harnblasenkarzinom ist nach wie vor schlecht, und die durchschnittliche Überlebenszeit des unbehandelten Patienten beträgt 3-6 Monate [8].

Ein umfassenderes Verständnis der Tumorbiologie wird in Zukunft ausschlaggebend sein, um Fortschritte in der Therapie des Harnblasenkarzinoms zu erreichen [9]. Die Entstehung und der Progress urothelialer Karzinome werden durch mindestens zwei Mechanismen verursacht, die auf zwei unterschiedlichen Vorgängen beruhen [10]. Ein Modell der urothelialen Tumorgenese und Progression ist in Abbildung 1 dargestellt. Nicht-invasive papilläre Blasentumore sind charakterisiert durch funktionsgewinnende Mutationen, bei denen *RAS* und *FGFR3,* sowie die Deletion von Chromosom 9q beteiligt sind. Das Carcinoma in situ und invasive Tumore sind durch funktionsverlierende Mutationen, welche die Tumorsuppressor-Gene *TP53, RB1* und *PTEN* betreffen, charakterisiert [11].

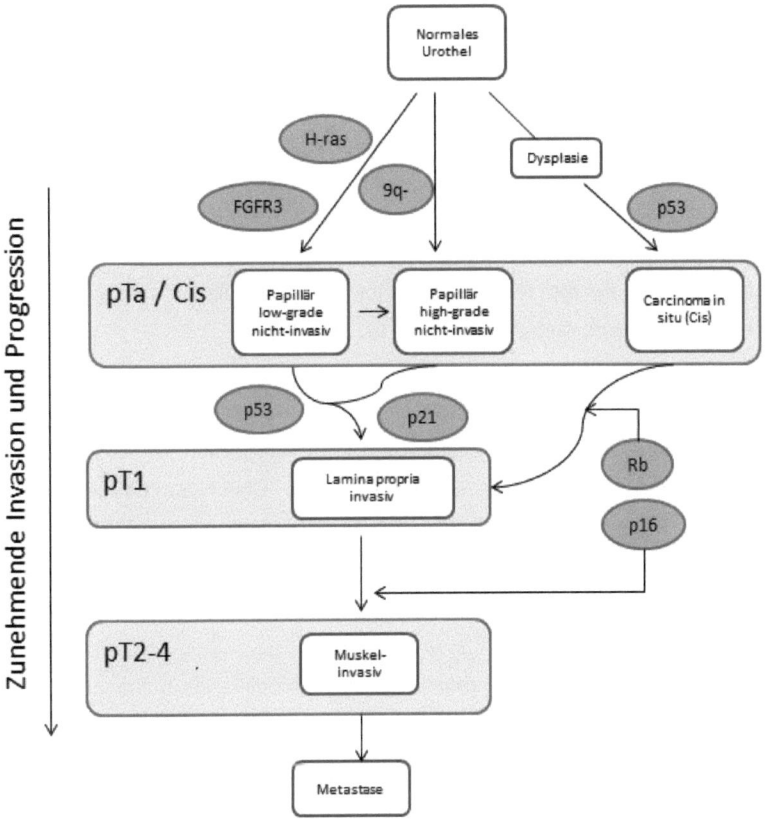

Abbildung 1: Modell der urothelialen Tumorgenese und Progression (modifiziert nach Mitra et al. [9])

Wegen dieser Heterogenität des Tumors sind neue Marker in Hinblick auf den Tumorprogress als klinische Parameter wichtig, die mehr Hinweise auf das klinische Verhalten des Tumors geben und bei der Auswahl der Therapie helfen können [12, 13]. Die gegenwärtige Systematisierung von Tumoren und die histologische Einteilung in unterschiedliche Stadien und Grade kann die Entwicklung von Tumoren jedoch nicht ausreichend beschreiben [14], wobei das histologische Grading der

WHO-Klassifikation von 2004 mehr auf die Aspekte der genetischen Stabilität eingeht [15, 16].

Malignome sind auf molekularer Ebene aber nicht nur durch genetische Läsionen wie Deletionen, Punktmutationen oder Translokationen gekennzeichnet. Epigenetische Faktoren spielen bei Entstehung und Progress von Tumoren eine zunehmende Rolle [17, 18]. So gesehen kann man das Harnblasenkarzinom sogar als molekulare Erkrankung bezeichnen, die von einer Mehrschritt-Akkumulation von genetischen und epigenetischen Faktoren gesteuert wird [19, 20].

Bei der Progression von Harnblasenkarzinomen sind insbesondere die Vorgänge der Hypermethylierung sowie eine veränderte Expression von Genen, die den Zellzyklus bzw. die Apoptose betreffen, zu nennen [21]. Die DNA-Hypermethylierung im Promotorbereich verschiedener Gene bewirkt eine Gen-Inaktivierung [22]. Dabei ist zu bemerken, dass die DNA-Hypermethylierung bei invasiven Tumoren häufiger als bei nicht-invasiven ist [23].

Unter pathophysiologischen Bedingungen findet eine Modifikation humaner DNA nur am Kohlenstoffatom Nr. 5 der Base Cytosin durch Addition einer Methylgruppe statt; dann entsteht 5'-Methylcytosin. Das findet jedoch nur statt, wenn Cytosin von Guanosin gefolgt wird [21].

Derzeit erreichen die diagnostischen Tests nicht die optimalen Werte für Spezifität und Sensitivität. Die molekulare Heterogenität des Blasentumors macht es schwierig, dass ein einziges Molekül in der Lage sein wird, in fast allen Fällen einen Blasentumor von anderen Erkrankungen mit ähnlichem Charakter zu unterscheiden [24, 25].

In der vorliegenden Arbeit werden meine Arbeiten auf dem Gebiet der Tumormarker beim Harnblasenkarzinom zusammengefasst.

3. Untersuchte Tumormarker und methodische Grundlagen

3.1. Tumorsuppressor-Gen *TP53*

Etwa die Hälfte der malignen Prozesse zeigt eine Veränderung von *TP53*, so dass es nicht mehr seine Funktionen erfüllen kann [26, 27]. Eine wichtige Funktion von *TP53* besteht darin, die Apoptose von Zellen zu induzieren. Außerdem ist *TP53* ein Transkriptionsfaktor, der die Proliferation von Zellen unterdrückt. Eine Mutation von *TP53* kann dadurch zu einer unkontrollierten Zellproliferation führen [28]. Lokalisiert ist *TP53* auf dem kurzen Arm von Chromosom 17 [29]. Mutationen von *TP53* korrelieren häufig mit der Tumorentwicklung und Progression von Blasentumoren [9, 10].

Im Labor für Tumorgenetik der Klinik für Urologie an der Charité habe ich Mutationen von *TP53* mit folgenden Techniken untersucht: Isolierung von DNA aus frischem Gewebe und Urinsediment, Polymerase-Kettenreaktion (PCR), Temperatur-Gradienten-Gel-Elektrophorese (TGGE), sowie automatisierte DNA Sequenzierung. Die dabei benutzten Primer für die relevanten Exons 5-8 sind in Tabelle I aufgelistet.

Die PCR Produkte wurden nach Durchlaufen eine horizontalen Polyacrylamidgels unter definierten Temperaturbedingungen (TGGE, Qiagen, Hilden) dem Screening nach Mutationen aus den Abschnitten zugeführt, die aus dem Gel extrahierten wurden [30]. Mutationen wurden durch die automatisierte Sequenzanalyse von re-amplifizierten Gelbanden bestätigt (Amersham Pharmacia Biotech, Uppsala, Schweden) [31].

<u>Tabelle I:</u> Primer für die Exons 5-8 des *TP53* Gens

Exon 5 5´-(gC)TTC CTC TTC CTA CAg TAC TC	5´-CTg ggC AAC CAg CCC TgT CgT,
Exon 6 5´-(gC)ACg ACA ggg CTg gTT gCC CA	5´-AgT TgC AAA CCA gAC CTC Ag
Exon 7 5´-(gC)TCT CCT Agg TTg gCT CTg ACT g	5´-gCA AgT ggC TCC TgA CCT ggA
Exon 8 5´-CCT ATC CTg AgT AgT ggT AAT C	5´-(gC)CCg CTT CTT gTC CTg CTT gCT T

3.2. Tissue Polypeptide Antigen (TPA)

TPA wurde erstmals 1957 von Björklund und Björklund als potentieller Tumormarker beschrieben [32]. TPA ist ein im Kreislauf zirkulierender Komplex von Polypeptid-Fragmenten der Zytokeratine 8, 18 und 19. Es gilt als ein Indikator für eine erhöhte Zellproliferation und gehört als epithelialer Marker zu den tumorassoziierten Antigenen [33].

Methodik zum Messen von TPA in Serum und Urin: Die Konzentration von TPA wurde durch ein immunoluminometrisches Assay mit dem LIA-mat® TPA-M Prolifigen® (AB Sangtec Medical, Bromma, Schweden) gemessen. Der Tracer Antikörper und der immobilisierte Antikörper reagieren nach dem „Sandwich-Prinzip" in einer Ein-Schritt-Reaktion mit dem TPA aus Proben und Standards. Das anti-TPA-Tracerkonjugat besteht aus dem Antikörper und einem kovalent gebundenen Isoluminolderivat. Der in der immunologischen Reaktion an der Wand gebundene Komplex aus Tracer und TPA wird dann in einer Lichtreaktion detektiert. Die daraufhin automatisch erfolgende Injektion von alkalischer Peroxidlösung und Katalysatorlösung in die Teströhrchen startet die Oxidation des Isoluminols. Da die Emission der Photonen sofort einsetzt und innerhalb weniger Sekunden wieder abklingt, wird die lichterzeugende Reaktion im Luminometer gestartet. Das bei der Reaktion entstehende Licht (425 nm) wird mit dem Photomultipler des Luminometers gemessen. Das in RLUs (relative light units) gemessene Lichtsignal ist direkt proportional zur TPA-Menge in Standard und Probe [34].

3.3. Plasminogen Aktivator vom Urokinase-Typ-Rezeptor (uPAR)

Der Plasminogenaktivator vom Urokinase-Typ-Rezeptor (uPAR) ist ein einkettiges Glykoprotein mit einem Molekulargewicht von 50 bis 60 kD. uPAR besteht aus drei Domains: Domain I ist unmittelbar an der Bindung an uPA beteiligt, während die Domains II und III dabei helfen, die uPAR Moleküle an der Zellmembran zu ordnen [35]. Das Vorhandensein eines zellulären Rezeptors für uPA wurde erstmals durch Vassalli et al. nachgewiesen [36], der eine spezielle Bindung von uPA zur Oberfläche der Monozyten beobachtete.

Der Urokinase-Typ Plasminogen Aktivator (uPA) ist eine Serinprotease, die bei der Aktivierung und Bindung zu seinem Rezeptor (uPAR) die Umwandlung von Plasminogen zu aktivem Plasmin katalysiert. Plasmin kann Kollagenase vom Typ IV aktivieren, welche dann die untere Membran von Kollagen Typ IV und Proteine der ECM einschließlich Fibrin, Fibronektin und Laminin abbaut [37-39]. Im Falle von Entzündungen und malignen Prozessen werden die Expressionen von uPA und uPAR hochgeregelt [40]. Es gibt einige Berichte über die Bedeutung von uPA beim Harnblasenkarzinom [41, 42] und seine Beziehung zur Tumorinvasion [41, 43].

Methodik zum Messen von uPAR: Für diese Studie wurde der IMUBIND® Total uPAR ELISA Kit (American Diagnostica Inc., Greenwich, USA) benutzt. Es handelt sich dabei um ein enzymgebundenes Immunoassay zur Quantifizierung von uPAR. Die Proben werden mit einem in einer vorbeschichteten Vertiefung und einem zweiten biotinylierten Antikörper inkubiert. Diese dienen dazu, die Grenze der uPAR-Moleküle zu erkennen. Nach Hinzufügung von mit Streptavidin verbundener Horseradish Peroxidase (HRP) ist die Formation des Antikörper-Enzym-Komplexes zur Detektion komplett. Die Hinzugabe eines Substrates aus Perborat / 3,3', 5,5'– Tetramethylbenzidin (TMB) und seine nachfolgende Reaktion mit HRP erzeugt eine blaue Lösung. Die Empfindlichkeit steigt durch Hinzugabe einer Stoplösung aus Schwefelsäure, die dann zu einer gelben Farbe wechselt. Das Gesamt-uPAR wird quantifiziert durch die Messung der Absorption der Lösung bei 450 nm.

3.4. Human epidermal growth receptor (HER-2/neu)

Das Onkogen *HER-2/neu* kodiert ein transmembranes Glykoprotein, welches ähnlich dem epidermal growth factor (EGF) Rezeptor ist; es ist auf Chromosom 17 lokalisiert [44]. Es ist assoziiert mit einer steigenden Rate der Zellproliferation, einem steigenden angiogenetischen Potential und einer reduzierten Zell-zu-Zell Adhäsion [44, 45]. Die Homologie in der Struktur mit dem EGF Rezeptor, die Tyrosinkinaseaktivität, sowie seine Möglichkeit, mitogenetische Antworten zu generieren, kennzeichnen den c-erbB-2 Rezeptor [46, 47]. Das Protein HER-2/neu ist ein sich in der Transmembran befindlicher Oberflächenwachstumsfaktor der Tyrosinkinase, der von normalen Epithelzellen exprimiert wird - in erhöhten Maßen von einigen Tumorzellen. Das Onkoprotein HER-2/neu hat ein Molekulargewicht von 185000 D und besteht aus drei Teilen: der Anteil der internen Tyrosinkinase, verantwortlich für intrazellulare Signalgebung, ein kurzer transmembraner Anteil und der Anteil der extrazellularen Domain (ECD), die mit den Wachstumsfaktoren interagiert. Es konnte gezeigt werden, dass die ECD von HER-2/neu von der Zelloberfläche als Glykoprotein mit einer Größe zwischen 97000 und 115000 D abgeschilfert wird. Die abgeschilferte ECD zirkuliert in besonders großen Mengen bei Malignompatienten.

Methodik zum Messen von HER-2/neu: HER-2/neu wurde mit dem Bayer Oncoprotein Test® (Bayer HealthCare, Leverkusen) gemessen. Mit Hilfe der Immunohistochemie (IHC) wird die volle Länge der HER-2 Moleküle bestimmt. Ein Immunoassays kann eine Abschätzung durch die zirkulierende ECD ermitteln. Der HER-2/neu ELISA ist ein nach dem sandwich-Prinzip aufgebautes enzymatisches Immunoassay, welches zwei monoklonale Antikörper benutzt, um die ECD des HER-2/neu Proteins im Serum zu quantifizieren.

3.5. Metastasen Suppressor-Gen *KISS-1* als Beispiel epigenetischer Marker

Im Rahmen der weiteren Experimente zur Detektion neuer epigenetischer Marker wurden insgesamt 30 Gene getestet, darunter *TP73, MSH6, VHL, RARB, ESR1, CDKN2A, PAX5A, PTEN, MGMT, MGMT2, PAX6, WT1, CD44, GSTP1, ATM, IGSF4, CHFR, BRCA2, RB1, RB12, THBS1, PYCARD, CDH13, TP53, BRCA1, STK11, GATA5, PMF1, KISS-1* und *MYO*. Diese Arbeiten erfolgten in der Abteilung für Tumormarker der Molekularpathologie am Centro Nacional de Investigaciones Oncológicas (CNIO) in Madrid. Da die Ergebnisse dieser Analysen nur am Rande dieser kumulativen Habilitationsschrift dargestellt werden, soll beispielgebend nur die Methodik eines Markers beschrieben werden.

Repräsentativ für die Analytik epigenetischer Marker wurde *KISS-1* ausgewählt, da die Methodik der Analytik aller oben genannten Marker prinzipiell ähnlich ist. Erste Ergebnisse von *KISS-1* wurden auf internationalen Kongressen und mit meiner Beteiligung von Cebrian et al. [48] publiziert.

KISS-1 befindet sich auf Chromosom 1q32 [49]; es ist eines der Gene, die auf Chromosom 6 reguliert werden. Experimentelle und klinische Studien haben seine Rolle als funktionell aktives Metastasen Suppressor-Gen bei einigen Tumoren gezeigt [49, 50]. Die Regulierung von Ereignissen unterhalb der Zellmatrix und deren Verbindungen, die in die Reorganisation des Zytoskeletts involviert sind, werden *KISS-1* zugeordnet [51, 52]. Die Mechanismen, durch die *KISS-1* in den Phänotyp von invasiven oder metastatischen Tumoren involviert ist, wurden bisher nicht sicher geklärt.

Eine unterschiedliche Expression von KISS-1 und ein Klon, der das regulatorische Gegenstück von KISS-1 auf Chromosom 6 repräsentiert [53, 54], wurden durch molekulare Profil-Analysen von Zelllinien aus Blasentumoren und Primärtumoren indentifiziert.

Die paraffin-eingebetteten Blasentumore wurden aus den Blöcken gestanzt [55]. Die Methylierung von *KISS-1* wurde durch zwei PCR der bisulfit-modifizierten DNA analysiert, welche die chemische Konversion von Cytosin zu Uracil der unmethylierten, nicht aber der methylierten, durchführt. Zuerst erfolgte die Sequenzierung von beiden Strängen der *KISS-1* Promotorregion nach Behandlung der DNA mit Bisulfit. Eine zweite PCR mit primer-spezifischer methylierter oder modifiziert unmethylierter DNA wurde durchgeführt [56]. Beim Prinzip der Bisulfitkonversion wird durch die Behandlung einzelsträngige DNA mit Bisulfit Cytosin zur RNA-Base Uracil deaminiert, während 5'-Methylcytosin vor solch einer Konversion geschützt ist. Nachfolgend wird Uracil als Thymidin amplifiziert [57, 58]. Die Primer-Sequenzen für die Bisulfit-Sequenzierung unmethylierter und methylierter Reaktionen wurden geplant, um den Startpunkt seiner Transkription 50 bp nach seinem ATG Start-Codon zu umfassen. DNA aus normalen Lymphozyten diente als Positivkontrolle für die un-methylierten Allele. Die PCR Produkte wurden nach Markierung mit Ethidiumbromid auf 2% Agarosegel geladen und unter einem UV Transilluminator sichtbar gemacht.

Die gesamte *KISS-1* codierende Sequenz wurde in Zelllinien von Harnblasenkarzinomen auf Mutationen untersucht. Die cDNA (1 µL) von *KISS-1* wurde sequenziert durch Verwendung folgender Techniken: PCR, Hochleistungs-Denaturierung, Chromatographie und Sequenzierung.

Die Amplifikation von PCR wurde in 30 µl Volumen enthaltenen Reaktionen durchgeführt; diese enthielten 0,2 µmol/l des jeweiligen Oligonukleotids, 3,5 µmol/l MgCl2, 200 µmol/l Deoxynucleotidtriphosphat, 1 Einheit EcoStart Taq Polymerase (Ecogen) und 1 µL cDNA als Template. Die PCR Produkte von *KISS-1* wurden direkt sequenziert.

4. Ergebnisse der Originalarbeiten

4.1. Originalarbeit 1

Ecke TH, Lenk SV, Schlechte HH, Loening SA.

Tissue Polypeptide Antigen (TPA) in Comparison with Mutations of Tumour Suppressor Gene P53 (*TP53*) in Patients with Bladder Cancer
Anticancer Res 2003; 23: 957-962

In dieser Arbeit habe ich Messungen von TPA in Serum- und Urinproben sowie Analysen von Mutationen von *TP53* durchgeführt. Zur Beurteilung der klinischen Einsatzmöglichkeiten von TPA wurden vor allem Sensitivität und Spezifität herangezogen. Eine weitere Frage, die durch diese Studie beantwortet werden sollte, war, ob sich TPA als Tumormarker beim Blasenkarzinom eignet und ob es Zusammenhänge zwischen Mutationen von *TP53* und TPA gibt. Außerdem sollte der Frage nachgegangen werden, ob sich Unterschiede bei verschiedenen Stadien und Graden des Harnblasenkarzinoms bei *TP53* und TPA ergeben.

Dazu wurden in dieser Studie wurden die Werte von TPA mit der Analyse der Mutationen von *TP53* bei tumorfreien Proben und Harnblasentumor-Patienten verglichen. 93 Patienten mit Harnblasenkarzinom, 24 Patienten mit gutartigen urologischen Erkrankungen sowie 18 gesunde Individuen waren Gegenstand dieser Arbeit.

Zunächst wurde nach einer ROC-Kurven Analyse der optimale Grenzwert bei 47 U/l für die Serumbestimmung und bei 60 U/mmol Kreatinin für die Urinbestimmung von TPA festgelegt. Die damit berechnete Sensitivität betrug 48,9% für die Serum- und 40,4% für die Urinbestimmung. Die Spezifität betrug 83% für Serum- und 100% für Urinwerte.

Im Serum der Blasentumorpatienten betrug die mediane TPA-Konzentration 46,0 U/l, bei den Patienten mit gutartigen urologischen Erkrankungen 32,5 U/l und bei der gesunden Kontrollgruppe 27,9 U/l. Im Urin wurden für TPA in den drei Gruppen mediane Konzentrationen von 36,0, 13,3 und 5,9 U/mmol Kreatinin gemessen. Im Vergleich mit der Kontrollgruppe ist bei Patienten mit Harnblasenkarzinom TPA im Serum ($p=0,012$) und im Urin ($p=0,002$) signifikant höher. Demnach kann TPA sowohl im Serum als auch im Urin zwischen gutartigen und malignen Erkrankungen unterscheiden kann.

Pathologische Werte von TPA im Serum bei invasiven Harnblasentumoren wurden in 57,7% der Fälle gemessen; im Urin wurden mit 58,3% kaum mehr pathologische Werte gemessen. Bei den nicht-invasiven Harnblasenkarzinomen wurden erhöhte TPA-Werte in 45,5% der Fälle im Serum und in 36,1% der Fälle im Urin gefunden. Es wurde kein Unterschied der TPA-Werte bei nicht-invasiven und muskelinvasiven Harnblasentumoren bei der Berechnung einer statistischen Signifikanz gefunden.

In 81,8% der Fälle mit invasiven Harnblasenkarzinomen wurden Mutationen von *TP53* detektiert; bei den nicht-invasiven Karzinomen waren es 44,1%. *TP53* Mutationen bei Patienten mit Harnblasenkarzinomen korrelieren signifikant mit dem Tumorstadium ($p=0,002$).

Bei 66,4% der Patienten mit *TP53* Mutationen wurden erhöhte TPA-Werte im Serum gemessen; 66,7% der Patienten mit *TP53* Mutationen zeigten erhöhte TPA-Werte im Urin.
TPA ist im Serum bei Patienten mit Mutationen im Tumorsuppressor-Gen *TP53* im Vergleich zum Wildtyp signifikant erhöht ($p=0,046$); das gilt jedoch nicht für TPA im Urin ($p=0,173$) [59].

4.2. Originalarbeit 2

Ecke TH, Schlechte HH, Schulze G, Lenk SV, Loening SA.
Four Tumour Markers for Urinary Bladder Cancer - Tissue Polypeptide Antigen (TPA), HER-2/neu (ERB B2), Urokinase-type Plasminogen Activator Receptor (uPAR) and *TP53* Mutation
Anticancer Res 2005; 25(1B): 635-642

Bei einem Teil der in der ersten Originalarbeit untersuchten Patienten war es möglich, weitere Tumormarker auf ihren Nutzen bei der Diagnostik des Harnblasenkarzinoms zu testen. Neben TPA und *TP53* Mutationen, wurden nun auch HER-2/neu und uPAR untersucht.

Diese Arbeit konzentrierte sich auf die Untersuchung, Sensitivität und Spezifität der einzelnen Marker in dieser Kohorte zu bestimmen und mit anderen Studien zu vergleichen. Daneben wurde auf Korrelationen der einzelnen Marker bei Patienten mit Harnblasenkarzinom und tumorfreien Individuen sowie der Korrelationen zwischen invasiven und nicht-invasiven Harnblasenkarzinomen.

Nach der ROC-Kurven Analyse wurden folgende optimale Grenzwerte festgelegt: TPA im Serum: 47 U/l, TPA im Urin: 60 U/mmol Kreatinin, HER-2/neu: 1610 HNU/ml, uPAR: 0,4 ng/ml. Die berechneten diagnostischen Sensitivitäten und Spezifitäten sind der Tabelle II zu entnehmen. Die entsprechenden AUC wurden wie folgt berechnet: 0,876 für TPA, 0,842 für uPAR und 0,863 für HER-2/neu. In Abbildung 2 sind die ROC-Kurven der untersuchten Tumormarker dargestellt.

Tabelle II: Sensitivität und Spezifität der untersuchten Tumormarker

	TPA im Serum	TPA im Urin	HER-2/neu	uPAR
Sensitivität	68,3%	33,3%	88,9%	79,5%
Spezifität	88,9%	100%	62,5%	71,4%

Zunächst wurde der Frage nachgegangen, wie hoch die Konzentrationen der einzelnen Tumormarker waren. Bei den Blasentumorpatienten wurde eine mediane TPA-Konzentration von 54,5 U/l im Serum und von 37,4 U/mmol Kreatinin im Urin gemessen, die mediane HER-2/neu Konzentration betrug 1988,5 HNU/ml, die mediane uPAR Konzentration 0,57 ng/ml. Im Serum von Patienten mit gutartigen urologischen Erkrankungen betrug die mediane TPA-Konzentration 37,2 U/l, während diese für TPA im Urin 10,8 U/mmol Kreatinin betrug, die mediane HER-2/neu Konzentration betrug 1563 HNU/ml, die mediane uPAR Konzentration 0,36 ng/ml.

Pearson's Signifikanz nach dem Chi-Quadrat-Test zeigte, dass pathologische Werte von TPA im Serum (p=0,001) und HER-2/neu (p=0,001) signifikant höher sind bei Patienten mit Harnblasenkarzinom im Vergleich zur Kontrollgruppe.

Weiterhin wurde geprüft, welcher Marker mit nicht-invasiven und invasiven Harnblasenkarzinomen korreliert. Bei invasiven Tumoren wurden pathologisch erhöhte Werte für TPA im Serum in 71,4% der Fälle, für HER-2/neu in 78,6% der Fälle und für uPAR in 87,5% der Fälle gemessen. Beim nicht-invasiven Harnblasenkarzinom wurden erhöhte Werte für TPA in 67,4% der Fälle, für HER-2/neu in 89,1% der Fälle und für uPAR in 77,4% der Fälle detektiert.

TP53 Mutationen bei Patienten mit Harnblasenkarzinom korrelierten signifikant mit dem Tumorstadium. Bei allen Proben von invasiven Harnblasenkarzinomen wurden Mutationen von *TP53* detektiert; bei den nicht-invasiven Harnblasenkarzinomen wurden zu 50% Mutationen von *TP53* gefunden. Pearson's Signifikanz nach dem Chi-Quadrat-Test wurde mit p=0,001 zwischen Mutation von *TP53* und der Muskelinvasivität der in dieser Arbeit untersuchten Harnblasenkarzinome berechnet.

Zusammenfassend war in der vorliegenden Studie HER-2/neu der Tumormarker mit den besten Eigenschaften. Für HER-2/neu wurde eine hohe Sensitivität (88,9%) und eine gute Spezifität (62,5%) berechnet. Allerdings konnte HER-2/neu nicht zwischen nicht-invasiven und invasiven Harnblasenkarzinomen unterscheiden; es wurden erhöhte Werte von HER-2/neu bei 89,1% der nicht-invasiven und bei 78,6% der muskelinvasiven Harnblasentumor Patienten festgestellt [60].

4.3. Originalarbeit 3

Ecke TH, Bartel P, Koch S, Ruttloff J, Theissig F.
Chemotherapy with gemcitabine, paclitaxel, and cisplatin in the treatment of patients with advanced transitional cell carcinoma of the urothelium
Oncol Rep 2006; 16(6):1381-1388

Diese nicht-randomisierte retrospektive Studie wurde entworfen, um die Durchführbarkeit, Toxizität, und Wirksamkeit der Dreifach-Chemotherapie von Gemcitabin, Paclitaxel und Cisplatin bei Patienten mit fortgeschrittenem Urothelkarzinom zu prüfen. Daneben dienten die Ergebnisse dieser Arbeit der Beschreibung einer Kohorte, an der weiterführende Untersuchungen auf Tumormarker durchgeführt wurden und werden.

Dosismodifikation, Einschlusskriterien, statistische Analysen, Evaluation vor der Behandlung, Beurteilung der Wirksamkeit und Definition des Therapieansprechens sind der Originalarbeit im Anhang detailliert zu entnehmen.

Zwischen August 2000 und November 2005 wurden insgesamt 59 Patienten in diese Auswertung eingeschlossen, 45 Männer und 14 Frauen (medianes Alter 70,0 Jahre). Zusammenfassend wurden 24 Patienten (41%) mit fortgeschrittenem Urothelkarzinom ohne Lymphknoten- oder viszerale Metastasen eingeschlossen, 26 Patienten (44%) hatten ein fortgeschrittenes Urothelkarzinom und Lymphknotenmetastasen ohne viszerale Metastasierung, neun Patienten (15%) hatten ein fortgeschrittenes Urothelkarzinom und viszerale Metastasen. Der ECOG Performance Status zum Zeitpunkt des Beginns der Chemotherapie war bei 24 Patienten (41%) gleich 0, bei 26 Patienten (44%) gleich 1 und bei neun Patienten (15%) gleich 2.

Alle Patienten erhielten an den Therapietagen 1 und 8 intravenös Gemcitabin in einer Dosierung von 1000 mg/m² sowie intravenös Paclitaxel in einer Dosierung von 80 mg/m²; Cisplatin wurde am Therapietag 2 in einer Dosierung von 50 mg/m² intravenös appliziert. Dieses Schema wurde alle 21 Tage wiederholt.

Eine Neutropenie von Grad 3 oder 4 war eine der häufigsten Nebenwirkungen während dieser Therapie (39%), dreizehn Patienten benötigten aufgrund von neutropenischem Fieber eine stationäre Behandlung (22%). In keinem Fall kann über eine ernsthafte Thrombozytopenie oder Blutung berichtet werden.

Die partielle Remissionsrate betrug 81%, komplette Remissionsrate 56%. Das mediane Gesamtüberleben betrug 22,0 Monate, die jeweiligen 1- und 2-Jahres-Überlebensraten betrugen 68% und 39%. Nach einem medianen follow-up von 17,5 Monaten, waren 29 Patienten am Leben, 25 Patienten waren ohne Progress. Das mediane progressionsfreie Überleben für die gesamte Gruppe betrug 10,0 Monate. Das mediane Überleben für Patienten mit ECOG Status 0, 1 und 2 betrug 37,5, 17,0 und 12,0 Monate.

Die Dreifach-Kombination aus Gemcitabin, Paclitaxel und Cisplatin wurde insgesamt gut toleriert und war hocheffektiv als Erstlinien-Therapie für das fortgeschrittene Urothelkarzinom, was durch die Ansprechraten, die mediane Zeit bis zum Progress und das mediane Überleben noch unterstrichen wird.

Diese Therapie sollte trotz der etwas höheren Toxizitäten im Vergleich zur Zweifach-Kombination mit Gemcitabin und Cisplatin als mögliche Option für weitere prospektive Evaluierungen in Betracht gezogen werden. Auch diese Arbeit konnte nachweisen, dass der ECOG Performance Status ein wichtiger prädiktiver Faktor für das Überleben ist [61].

Die Ergebnisse dieser Arbeit und die weitere Auswertung der vorliegenden Daten werden in eine Multicenter-Studie integriert werden, die unter Führung von Professor Matt Galsky vom Mount Sinai Hospital in New York, USA, erstmals auf dem ASCO 2012 vorgestellt wurde und der weitere Publikationen folgen werden.

4.4. Originalarbeit 4

Ecke TH*, Sachs MD*, Lenk SV, Loening SA, Schlechte HH.
TP53 gene mutations as an independent marker for urinary bladder cancer progression
Int J Mol Med 2008; 21: 655-661

In dieser Arbeit wurde genauer auf den Einfluss von *TP53* beim Harnblasenkarzinom eingegangen. Dabei wurde dieser vor allem in Hinblick auf die Rezidivrate und die Progression von Harnblasentumoren untersucht.

Es gibt wenige Publikationen, die molekulargenetische Analysen von *TP53* mit der Progression von Harnblasenkarzinomen verglichen haben. In der vorliegenden Arbeit wurden die Ergebnisse der TGGE und Daten der Sequenzierung von Patienten mit einem follow-up von bis zu 95 Monaten vorgestellt.

Tumorgewebe wurde von 75 Patienten aus transurethralen Harnblasentumorresektionen gewonnen. Das mediane Alter der Patienten betrug 66,3 Jahre. Die patho-histologische Diagnose ergab pTa in 46 Fällen, pT1 in 27 Fällen und ein isoliertes Carcinoma in situ (Cis) bei zwei Patienten. Fünf Patienten hatten ein Cis in Kombination mit einem pT1 Urothelkarzinom.
Kaplan-Meier und Cox-Regression Analysen wurden mit folgender Definition der Endpunkte berechnet: Tumorprogress als Invasion des subepithelialen Gewebes unterhalb der muscularis mucosae (Progress von pTa zu pT1), Muskelinvasivität bei zuvor nicht-invasiver Erkrankung (Progress zu pT2 oder höher) oder die Entwicklung einer Metastasierung.

Allgemeine Ergebnisse
Bei 34,7% der Patienten wurden eine oder mehr *TP53* Mutationen mittels TGGE im Tumorgewebe gesichert. Die Mutationsfrequenz betrug 23,9% bei pTa-Tumoren und 55,6% bei pT1-Tumoren. Von den 26 in *TP53* mutierten Tumoren wurden sechs Mutationen in Exon 5, sechs in Exon 6, 15 in Exon 7 und vier in Exon 8 gefunden.

Zusammenhang zwischen *TP53* und der Rezidivrate
Die Gesamt-Rezidivrate in dieser Population betrug 76,0% (57/75). Die mittlere Zeit bis zum Auftreten eines Rezidivs betrug 32,5 Monate. Von den 49 *TP53*-wildtyp Tumoren rezidivierten 69,4% nach einer medianen Zeit von 35,6 Monaten. Von den 26 in *TP53* mutierten Tumoren rezidivierten 88,5% nach einer medianen Zeit von 27,8 Monaten.
Die Kaplan-Meier Analysen für die Tumorrezidive zeigte keinen statistisch signifikanten Unterschied zwischen Tumoren mit und ohne *TP53* Mutationen.

Zusammenhang zwischen *TP53* und der Progressionsrate
Die gesamte Tumorprogressionsrate betrug 18,7% (14/75). Die mediane Zeit bis zum Tumorprogress betrug 19,8 Monate. 38,5% (10/26) der Patienten mit *TP53* Mutationen hatten einen Tumorprogress innerhalb von 14,4 Monaten. 8,2 % (4/49) der wildtyp Tumoren verhielten sich progressiv innerhalb von 33,3 Monaten. Das progressionsfreie Überleben in der Patientengruppe mit einer nachgewiesenen Mutation war signifikant kürzer (Log Rank: $p=0,0031$, Breslow: $p=0,0009$). Bei den 29 Hochrisiko Tumoren betrug die Tumorprogressionsrate 27,6% (8/29). Die mittlere Zeit bis zur Tumorprogression von diesen 8 Patienten betrug 23,5 Monate.
Die Frequenz der Tumorprogression war signifikant höher in mutierten verglichen mit wildtyp Tumoren. Cox-Regression Analysen zeigten einen signifikanten und unabhängigen Einfluss von *TP53* Mutationen auf die Tumorprogression im Vergleich mit Tumorgrad, Stadium und Vorkommen früherer Blasentumore in der Anamnese.
Die Berechnung des Einflusses von exon-spezifischen Mutationen auf die Tumorprogression zeigte, dass nur Mutationen im Exon 8 eine statistische Signifikanz in diesem Punkt erreichten. Wie bei den meisten anderen Tumoren ist die Mutationsfrequenz von 6,1% im Exon 8 geringer als die Mutationsfrequenz in anderen Exons. Getrennte Prüfungen von Exon 8 Mutationen innerhalb der Hochrisiko-Gruppe zeigten einen statistisch signifikanten Unterschied (Log Rank: $p=0,0021$; Breslow: $p=0,0037$). Die geringe Anzahl von Proben in dieser Studie mag verantwortlich dafür sein, dass in den Mutationen der Exons 5, 6 und 7 bei separater Analyse keine Signifikanz in Hinblick auf *TP53* als Progressionsfaktor erreicht wurde; wurden alle Mutationen zusammen analysiert, zeigte sich eine hohe Signifikanz. Auf

der anderen Seite erscheint es interessant, dass Mutationen im Exon 8 eine so hohe statistische Signifikanz zeigen.

Zehn der elf sequenzierten Mutationen verursachen vermutlich biologische Effekte: Darunter sind drei von diesen „nonsense" Mutationen. Besonders bemerkenswert erscheint die intron 8-Mutation C → G in Position 14594 auf Map 6; diese befindet sich außerhalb der Exon 8 Grenze. Codon 245 ist eine bekannte hotspot-Mutation beim Harnblasenkarzinom und einigen anderen Tumoren.

Zusammenfassend zeigen unsere Ergebnisse, dass Mutationen von *TP53* einen unabhängigen prognostischen Faktor für ein erniedrigtes progessionsfreies Überleben bei nicht-invasiven Harnblasenkarzinomen darstellen. Darüber hinaus scheinen Mutationen an bestimmten Stellen des *TP53* Gens, besonders im Exon 8, mit einer schlechteren Prognose vergesellschaftet zu sein. Mutationen in definierten strukturellen und funktionellen Domains von *TP53* können deshalb als molekularbiologische Marker für Prognose und Behandlungsstrategien von nicht-invasiven Harnblasenkarzinomen herangezogen werden [62]. Diese Resultate sind umso wertvoller, seitdem der Nachweis von *TP53* Mutationen auch im Urinsediment als nicht-invasive Methode der Diagnostik möglich ist [63, 64].

4.5. Originalarbeit 5

Ecke TH, Schlechte HH, Gunia S, Lenk SV, Loening SA.

Body mass index (BMI) and mutations of tumor suppressor gene p53 (*TP53*) in patients with urinary bladder cancer

Urol Oncol 2008; 26(5): 470-473

Adipositas erreicht in Europa und den Vereinigten Staaten von Amerika den Stand einer Epidemie und wird zu einem sehr wichtigen Gesundheitsrisiko [65]. Der Body mass index (BMI) ist ein indirektes Maß für Adipositas und ist definiert als Quotient aus Gewicht in kg geteilt durch Körpergröße in m². Obwohl der BMI nicht zwischen Fettgewebe und magerer Körpermasse unterscheiden kann, gibt es eine gute Korrelation zwischen BMI und dem Anteil des Körperfettes, wie diese durch Unterwassergewicht und andere Techniken gemessen werden kann [66]. Die WHO definiert Normalgewicht mit einem BMI unter 25 kg/m², Übergewicht mit einem BMI zwischen 25 und 29.9 kg/m² und Fettleibigkeit mit einem BMI über 30 kg/m² [66].

In dieser Arbeit wurde untersucht, ob es eine Beziehung zwischen dem Risikofaktor eines pathologischen BMI und der Mutationsfrequenz von *TP53* gibt.

Die Messungen von Gewicht und Größe einschließlich der Berechnung des BMI wurden zu dem Zeitpunkt der ersten Diagnosestellung eines Harnblasenkarzinoms vorgenommen.

In der Gruppe der Patienten mit pathologischem BMI wurde zunächst auffällig, dass eine höhere Rate von Komorbiditäten wie KHK, COPD, Diabetes mellitus und anderen Erkrankungen des Gefäßsystems gefunden wurde.

Nach der Definition der WHO hatten 50,7% der Patienten einen BMI unter 24,9 kg/m². In dieser Gruppe hatten 68,4% eine *TP53* Mutation. In der Gruppe der übergewichtigen Patienten (38,7%) fanden wir eine *TP53* Mutationsfrequenz von

44,8%. Nur 10,7% der Patienten waren adipös; in dieser Gruppe fanden wir eine Mutationsfrequenz in *TP53* von nur 25%. Zunehmendes Körpergewicht oder Körpergröße waren also nicht mit einer höheren *TP53* Mutationsfrequenz assoziiert. Zusammenfassend konnte in dieser Studie kein statistisch signifikanter Zusammenhang zwischen *TP53* Mutationsfrequenz und BMI gefunden werden ($p>0,05$).

In der vorliegenden Arbeit wurde eine Mutationsfrequenz von 84,2% bei invasiven und von 44,6% bei nicht-invasiven Harnblasenkarzinomen gefunden.

Obwohl Hafron et al. keine signifikante Beziehung zwischen hohem BMI und gesamtem oder krankheitsspezifischem Überleben bei Patienten mit Komorbiditäten bei Patienten mit invasivem Harnblasenkarzinom, die zur Zystektomie geplant waren, scheint es einen Trend gegenüber eines besseren krankheitsspezifischen Überleben bei Normalgewicht zu geben [67]. Das könnte durch die höhere Rate von anderen Erkrankungen bei Patienten mit höherem BMI zu begründen sein. In der großen prospektiven Studie von Holick et al. konnten ihre Ergebnisse nicht die Rolle des BMI in der Karzinogenese des Harnblasenkarzinoms unterstützen [68].

In dieser relativ kleinen Gruppe konnte kein Zusammenhang zwischen der Mutationsfrequenz von *TP53* und einem pathologisch erhöhten BMI gefunden werden; dennoch sollten diese Daten nach Sichtung der Literatur in die Erhebung von Risikoprofilen für Harnblasenkarzinome eingeschlossen werden [69].

Die Angaben von Körpergröße und Gewicht fanden auch Eingang in den Blasentumor Fragebogen, der 2011 in das Projekt „WHO Global Network of Collaborating Centres in Occupational Health" integriert wurde [70].

5. Zusammenfassende Diskussion und Ausblick

In den dargestellten Experimenten in Originalarbeit 1 [59] zeigte TPA nur eine mäßige Sensitivität (48,9% im Serum und 40,4% im Urin), aber eine sehr gute Spezifität (83% im Serum und 100% im Urin). In Originalarbeit 2 [60] wurde die Sensitivität mit 68,3% im Serum und 33,3% im Urin, die Spezifität mit 88,9% im Serum und 100% im Urin berechnet. In der Literatur werden für TPA im Serum Sensitivitäten zwischen 16% und 54,7% und Spezifitäten von 95% und 100% beschrieben [71, 72]. In der Studie von Sánchez-Carbayo et al. wurde für TPA im Urin jedoch eine deutlich höhere Sensitivität von 80,2% bei einer Spezifität von 95% gemessen [73].

Vergleichende Analysen wiesen Zytokeratin 19 als einen essentiellen Teil von TPA beim Harnblasenkarzinom nach [72]. Eine fehlende Korrelation zwischen TPA und Tumorgrad beim Harnblasenkarzinom wurde in einer anderen Studie berichtet [74]. Ein statistisch signifikanter Unterschied zwischen invasiven / nicht-invasiven Harnblasenkarzinomen und erhöhten Werten von TPA konnte in den Originalarbeiten 1 und 2 nicht nachgewiesen werden [59, 60]. Zu ähnlichen Ergebnissen kamen die Arbeitsgruppen von Filella et al. [75] und Casetta et al. [76].

Einen großen Anteil an dieser Arbeit haben die Untersuchungen auf Mutationen von *TP53* beim Harnblasenkarzinom. In den folgenden Abschnitten erfolgt eine zusammenfassende Diskussion dieser Ergebnisse.

In Originalarbeit 1 wurde eine Mutationsfrequenz von 81,8% bei den muskelinvasiven und von 44,1% bei den nicht-invasiven Blasentumoren festgestellt [59]. In Originalarbeit 2 betrugen die entsprechenden Werte 100% und 50%, in Originalarbeit 5 wurden 84,3% und 44,6% berechnet [60]. Diese Ergebnisse sind übereinstimmend mit bereits publizierten Ergebnissen, in denen die Mutationsfrequenz der sogenannten high-risk Exons 5-8 von *TP53* mit etwa 40% im Tumorgewebe angegeben wird. [77, 78]. Mutationen von *TP53* steigen im Rahmen der Karzinogenese an, besonders durch den gesteigerten Zellumsatz, Verlust der Apoptose und durch ungenügende Reparaturen der DNA [79].

Die Frequenz der *TP53* Mutationen wurde bei Patienten mit erhöhten TPA-Werten im Serum zu 61,4%, bei Patienten mit erhöhten TPA-Werten im Urin zu 66,7% festgestellt. Pearson's Signifikanz wurde mit $p=0,046$ für TPA im Serum und mit $p=0,173$ für TPA im Urin berechnet. Das könnte ein Hinweis sein, dass der *TP53*-Status einen Einfluss auf die Zytokeratin-Ausschüttung hat. Eine p53-induzierte Ausschüttung von Zytokeratinen in Serum oder Urin konnte bis jetzt nicht nachgewiesen werden. In menschlichen Zelllinien des nicht-kleinzelligen Bronchialkarzinoms und des Neuroblastomas wurden jedoch eine Anhäufung und proteolytische Teilung von Zytokeratinen während der frühen Apoptose gezeigt [80].

Es ist bekannt, dass die Fragmentierung der Zytokeratin-Filamente während der Apoptose der Zelle auftritt [81]. Wir wissen jedoch nicht, wie schnell die löslichen Fragmente der Zytokeratine in schnell wachsenden und nekrotischen Tumoren eliminiert werden.

Die Sensitivität für uPAR in Originalarbeit 2 war mit 79,5% hoch, während die Spezifität 71,4% betrug [60]. Diese Ergebnisse unterscheiden sich nicht von denen anderer Studien [35]. Casella et al. [82] haben uPAR und uPA vor der Durchführung der diagnostischen Zystoskopie gemessen und zeigten, dass uPAR helfen könnte, Patienten mit besonders hohem Risiko für ein Harnblasenkarzinom zu finden. Shariat et al. [83] fanden in einer späteren Arbeit heraus, dass erhöhte Werte von uPAR signifikant höher bei Patienten mit Harnblasenkarzinom sind im Vergleich zu gesunden Individuen.
Es ist bekannt, dass uPA an seiner Oberfläche seinen Rezeptor uPAR gebunden haben muss, damit eine Tumorzellinvasion erfolgen kann [84-86]. uPAR bindet an pro-uPA, welches dann in seine aktive Form umgewandelt wird. Diese steigert dann die Produktion von an der Oberfläche gebundenem Plasmin, welches durch α2-Antiplasmin vor einer Inaktivierung geschützt ist [85]. uPAR wurde als führende Grenze bei der Tumorinvasion bezeichnet, welche bei einigen Tumorarten als Faktor für eine schlechte Prognose gehalten wird [84, 87]. Für das Harnblasenkarzinom konnte das in der Studie von Bhuvarahamurthy et al. allerdings nur in einem Fall bestätigt werden. Die Überexpression von uPA und uPAR wurde in dieser Arbeit als Kennzeichen einer fortgeschrittenen Erkrankung gesehen [88].

In Originalarbeit 2 wurde für HER-2/neu eine Sensitivität von 88,9% und eine Spezifität von 62,5% berechnet [60]. HER-2/neu konnte jedoch keinen statistisch signifikanten Unterschied zwischen nicht-invasiven und invasiven Harnblasenkarzinomen nachweisen. Im Vergleich dazu zeigten die Ergebnisse von Lonn et al. [89], dass erhöhte Werte von HER-2/neu zumindest mit dem Tumorgrad von nicht-invasiven Harnblasenkarzinomen korrelieren. In der IHC wurde die HER-2/neu Überexpression bei 37-50% der urothelialen Karzinome beschrieben [90]. Eine Arbeit von Tsai et al. untersuchte den prognostischen Wert von HER-2/neu und p53 ebenfalls mit der Technik der IHC, allerdings nur beim invasiven Harnblasenkarzinom [91]. Dabei zeigte p53 eine weitaus bessere prognostische Signifikanz als HER-2/neu. Ein wichtiger Punkt dieser Studie war der Nachweis, dass eine p53 und HER-2/neu Co-Expression mit dem Lymphknotenstatus und der Zeit bis zum Progress korrelierten. Erklärend dafür ist die Tatsache, dass eine EGFR Überexpression das Wachstum des Blasentumors fördern kann und ein Cis in einen Hochrisiko-Tumor umwandeln kann [92]. Die Hypothese, dass eine p53 und HER-2/neu Co-Expression eine schlechtere Prognose zur Folge haben und widerstandsfähiger gegenüber Cisplatin-basierter Chemotherapie sind, konnte von Tsai et al. jedoch nicht bewiesen werden [91]

Im Hinblick auf die Weiterentwicklung von Tumormarkern wird neben einer prognostischen Information der Ausblick auf therapeutische Option immer wichtiger. In der Arbeit von Jarvinen et al. wurde gezeigt, dass p53 und HER-2/neu mit dem Target-Gen Topoisomerase IIα assoziiert sind [93]. Einige Autoren nehmen sogar an, dass die Widerstandsfähigkeit gegenüber Chemotherapeutika in Zellen mit HER-2/neu Amplifikation mit einer genetischen Veränderung der Topoisomerase IIα assoziiert ist; zusätzlich kann p53 die Promotor Region der menschlichen Topoisomerase IIα regulieren und ihre katalytische Aktivität durch Verbesserung der Rate der ATP Hydrolyse stimulieren [94, 95].

Besonders beim Tumormarker HER-2/neu, welcher beim Mammakarzinom eine immense Bedeutung hat, ist die Frage interessant, ob es Medikamente gibt, die durch die Hemmung des ErbB-Rezeptors etablierte Therapien begünstigen könnten.

In einer Studie an Zelllinien von Harnblasenkarzinomen konnte gezeigt werden, dass der Inhibitor des ErbB-Rezeptors Lapatinib die Wirkung der Zytostatika Gemcitabin, Paclitaxel und Cisplatin verbessert. Der ebenfalls von dieser Gruppe untersuchte Wert von p53 war zwei Zelllinien (RT112 und J82) ähnlich. Dieser war weder durch Lapatinib oder die Dreifachkombination der Chemotherapie beeinträchtigt [96].

Die Gruppe von Jimenez et al. zeigte, dass nahezu alle HER-2 positiven Primärtumore auch HER-2 positive Metastasen entwickelt hatten. Die HER-2/neu Überexpression in Primärtumor oder Metastasen war jedoch nicht mit dem Überleben assoziiert ist [97]. In einer anderen Arbeit wiesen Kruger et al. nach, dass der HER-2 Status ein unabhängiges Anzeichen für das krankheitsbedingte Überleben ist [98].

In der Arbeit von Hussain et al. wurde in einer Multicenter-Studie untersucht, welche Bedeutung HER-2/neu bei Patienten unter Therapie mit Trastuzumab, Paclitaxel, Carboplatin und Gemcitabin hat. Dabei konnte festgestellt werden, dass HER-2/neu positive Patienten mehr viszerale Metastasen hatten als HER-2/neu negative Patienten [99].

Vor dem Hintergrund der Bedeutung von Tumormarkern als Instrument mit prognostischer Aussagekraft, ist die Originalarbeit 3 ein wichtiges Element bei der Akquirierung von Daten, anhand derer bekannte Tumormarker geprüft oder neue Tumormarker entwickelt werden können [61].

Die Prognose von Patienten mit metastasiertem Urothelkarzinom bleibt schlecht mit einem medianen Überleben von nur 12-14 Monaten [7]. Fortgeschrittene Urothelkarzinome sind nur mäßig sensitiv auf eine Chemotherapie; es gibt eine Reihe von Wirkstoffen, die Ansprechraten zwischen 10 und 40% zeigen [7, 100]. Im letzten Jahrzehnt wurden einige neue Chemotherapeutika angewandt, die eine hohe Aktivität gegen fortgeschrittene Urothelkarzinome zeigten, darunter auch die Taxane Paclitaxel und Docetaxel [101, 102], sowie Gemcitabin (Gemzar®; Eli Lilly and Company, Indianapolis, IN) [103, 104].

Eine große multinationale Phase III Studie hat von der Maase [100] mit insgesamt 405 Patienten veröffentlicht; dabei wurde das M-VAC Schema mit der Kombinationstherapie aus Gemcitabin und Cisplatin (GC) verglichen. Im

Endergebnis zeigte sich, dass beide Schemata in Hinblick auf Ansprechraten, Zeit bis zum Progress und Überleben ähnlich sind. Die GC-Kombination zeigte jedoch weniger Nebenwirkungen und eine geringere Toxizität.

Die Aktivitäten von Gemcitabin und der Taxane, die teilweise nicht überlappenden Toxizitäten dieser Substanzen und ihre unterschiedlichen Wirkmechanismen führten dazu, diese zu kombinieren; Cisplatin als Rückgrat in eine Dreifach-Kombinationstherapie einzubinden war der nächste logische Schritt. Eine Gruppe von Bellmunt et al. initiierte eine Phase I/II Studie dieser Dreifach-Kombination aus Paclitaxel, Cisplatin und Gemcitabin (PCG), in welche insgesamt 61 Patienten eingeschlossen wurden [105].

Tumormarker und andere klinische und laborchemische Parameter sind als prädiktive Faktoren für das Ansprechen und das Überleben zur Selektion der Patienten, die von neuen Kombinationstherapien profitieren, erforderlich. Solche Stratifizierungen wurden in randomisierten Studien durchgeführt, eine Analyse der prädiktiven Faktoren für Ansprechen und Überleben für die PCG-Polychemotherapie wurde ebenfalls von Bellmunt et al. durchgeführt [106]. Die vor der Therapie erfassten Daten umfassten Alter, Geschlecht, ECOG Performance Status [107], Histopathologie, das Vorhandensein viszeraler Metastasen (Knochen, Leber, Lunge), die Anzahl der betroffenen Regionen, LDH und Hämoglobin. Die Faktoren, die mit einem verminderten Überleben in einer univariaten Analyse assoziiert waren, beinhalteten Performance Status > 0, das Vorhandensein viszeraler Metastasen und mehr als eine Region der malignen Erkrankung.

Neben der von mir als Originalarbeit 3 [61] vorgelegten Arbeit gibt es drei weitere Berichte dieser Therapie [105, 108, 109]. Das mediane Überleben in der Kohorte der Patienten mit viszeralen Metastasen lag bei 14,3, 11,4 und 15,3 Monaten. Die Gesamtüberlebensrate bei Patienten mit viszeraler Metastasierung betrug 77,6% bei der cisplatin-basierten Therapie von Bellmunt et al. [105], 68% bei Hussain et al. [108]. Lorusso et al. fanden nur eine Gesamtüberlebensrate von 43% [109]. Wie aus den Daten der M-VAC Serien bekannt ist, wurden dort Ansprechraten um 20% bei Patienten mit viszeralen Metastasen berichtet [110, 111]. Demnach war auch das mediane Überleben der Patienten, die nach dem PCG-Schema behandelt wurden mit 14,3 Monaten besser als das in den M-VAC Serien. In der Originalarbeit 3 lag die

Ansprechrate bei 81%. Das mediane Überleben aller Patienten war mit 22,0 Monaten sehr hoch und sehr nah an der von Bellmunt et al. [105] berichteten medianen Überlebenszeit von 24 Monaten. 33 Patienten (56%) erreichten eine komplette Remission. Das mediane progressionsfreie Überleben für die gesamte Gruppe betrug 10,0 Monate; für Patienten mit objektivem Ansprechen auf die Therapie, betrug das mediane progressionsfreie Überleben 14,0 Monate. Wie in anderen Studien beschrieben, ist der ECOG Performance Status ein prädiktiver Faktor für Überleben und Ansprechen [112]. Die Zeiten für das mediane Überleben für Patienten mit ECOG Status von 0, 1, und 2 betrugen 37,5, 17,0, und 12,0 Monate. Diese Ergebnisse sind ebenfalls mit den Ergebnissen von Bellmunt et al. [105] vergleichbar. Der geringere Anteils an Patienten mit Metastasen (59%) und mit viszeralen Metastasen (15%) könnte ein Grund für die besseren Ansprechraten im Vergleich zu den Ergebnissen von Bellmunt et al. und Hussain et al. [105, 108]. Aber es ist auch möglich, dass die Verbesserungen der Supportivtherapie in den letzten Jahren eine Rolle spielen.

Unsere Therapie wurde auf der Basis entwickelt, dass die Kombination von Paclitaxel, Gemcitabin und Cisplatin, welche die drei Medikamente mit der höchsten Aktivität als Einzelsubstanzen darstellen, höhere Ansprechraten erzielen als diese drei Substanzen alleine. Kombinationen von Chemotherapeutika bieten das Potential, Ansprechraten und medianes Überleben zu optimieren durch die Anwendung von Medikamenten, die sich in ihrem Wirkmechanismus ergänzen [113].

Die Originalarbeit 4 hatte zum Ziel, weitere Einflüsse von *TP53* Mutationen auf die Rezidivrate und progressives Verhalten von Blasentumoren in Erfahrung zu bringen [62].

Ein weiterer wichtiger Punkt der Untersuchungen von *TP53* Mutationen ist das Ergebnis, dass der Nachweis der Mutationen sowohl im Tumorgewebe als auch im Urinsediment gelang. Das ist ein gemeinsames Ergebnis der Originalarbeiten 1, 2 und 5 [59, 60, 69]. Erstmals konnten Sidransky et al. 1991 *TP53* Mutationen im Urin von drei Patienten mit einem invasiven Blasentumor finden [27]. Diese waren identisch mit den *TP53* Mutationen der dazugehörigen Gewebeproben.

Viele präklinische Studien haben gezeigt, dass die Überexpression von Signalpfaden, Angiogenese, Überleben und Proliferation steuern, sowie eine Assoziation mit einem schlechten Endergebnis haben [114-116]. Die Akkumulation von p53 im Nukleus, die mittels IHC detektiert werden kann, korreliert stark mit den Mutationen in *TP53* [117, 118]. Bemerkenswert ist weiterhin, dass die Promotor Region von *TP53* beim muskelinvasiven Harnblasenkarzinom praktisch nie methyliert ist [119].

Llopis et al. beschrieben, dass die Expression von p53 Protein einen prognostischen Wert für das Überleben und den Progress bei pT1 Harnblasenkarzinomen hat und für eine frühe Detektion von pT1 Harnblasenkarzinomen mit schlechter Prognose benutzt werden kann [120].

TP53 Mutationen zeigten nicht-invasiven Stadien von Harnblasenkarzinomen eine Häufigkeit von 35% mit steigenden Anteilen bis zu 70% bei invasiven Stadien [10, 30, 118]. Interessanterweise wurde in solchen Tumoren, die nicht direkt *TP53* inaktiviert hatten, vermutet, dass die Funktionalität durch mutierte Komponenten des Signalpfades behindert wird, die p53 aktivieren [10]. In einer in-vitro Studie konnte gezeigt werden, dass Organismen mit multiplen *TP53* Genen tumorresistent sind [121]. Grundsätzlich sind jedoch nicht alle mutierten p53 Proteine funktionslos [122]. Einige Gruppen stellten Ergebnisse von p53 als Faktor der Tumorprogression beim Harnblasenkarzinom vor [120, 123-126]; Patienten mit *TP53* Mutation haben eine höhere Wahrscheinlichkeit der Progression und ein schlechtere Prognose [127, 128]. Mutationen von *TP53* oder eine Überexpression von p53 führen zu einem Defekt im Chromosom 9 und gelten beim Cis als Vorbote für ein invasives Karzinom [129].

Die Gruppe von Huang et al. [130] konnte nachweisen, dass Mutationen im Exon 8 ein nützlicherer Indikator für den Progress beim nicht-kleinzelligen Bronchialkarzinom waren als Mutationen in anderen Exons von *TP53*. Sie suggerierten, dass das schlechte Gesamtüberleben der Patienten mit Mutationen im Exon 8 assoziiert war mit Mutationen im Codon 273 und zwischen Codon 280 und 285, welche die H2 alpha Helix beinhalten. Die abnormale Konformation von H2 könnte nicht nur im Verlust der normalen Funktion eine Rolle spielen, sondern auch für die Aufnahme der Tumorgenese [130]. Ebenso fand die Gruppe von Skaug et al., dass Mutationen in Exon 8 eine Beziehung schlechteren Prognose beim Bronchialkarzinom als Mutation anderer Lokalisation innerhalb von *TP53* zeigten [131].

Die Exon 8 Region hat DNA bindende Eigenschaften. Mutationen der Codons 245, 278, 281 und 282 umfassen die erhaltenen Regionen von *TP53* [132]. Codon 248 ist ein bekannter veränderlicher hotspot beim Harnblasenkarzinom. Codon 143 Mutationen haben eine p53 Überexpression und eine zunehmende Zellproliferation zur Folge [133].

Aufgrund der doppelten Rolle des wildyps von p53 als Initiator der Reparatur von zerstörter DNA und als Trigger der zellulären Apoptose, ist die p53-assoziierte Sensitivität auf Chemotherapeutika unterschiedlich. Funktionslosem, mutiertem p53, dem die Fähigkeit fehlt, den Zellzyklus zur Reparatur von DNA anzuhalten, könnte den zytotoxischen Effekt von DNA-vernetzender Chemotherapie, wie Cisplatin, verbessern. Auf der anderen Seite kann funktionsloses mutiertes p53 durch seine Instabilität zur Induktion der Apoptose die Chemosensitivität zu Blockern der DNA-Synthese wie Fluorouracil vermindern [91].

In Originalarbeit 4 konnte nachgewiesen werden, dass Untersuchungen auf *TP53* Mutationen als Parameter für den Tumorprogress einen von Tumorgrad und – stadium, Patientenalter und Geschlecht unabhängigen Faktor beim nicht-invasiven Harnblasenkarzinom darstellen. Diese Ergebnisse bestätigen die Resultate von Peyromaure et al., der keinen prognostischen Wert bei mit BCG behandelten Patienten mit T1G3 Harnblasenkarzinom für eine p53 Überexpression finden konnte [134].

Einige Studien hatte jedoch gezeigt, dass trotz guter Konkordanz zwischen der *TP53* Mutation und der Überexpression von p53 keine direkte kausale Beziehung zwischen Mutation und Proteinakkumulation besteht und dass offensichtlich andere Ereignisse als eine Mutation die Stabilität von p53 beeinflussen können [135, 136].

Einige Studien wurden eingeführt, um die Verbindung zwischen der Überexpression von p53 und Risikofaktoren zu beurteilen [137]. Die Beziehung zwischen Adipositas und Harnblasenkarzinom ist kaum definiert und seine Wirkung auf die tumorbedingte Sterblichkeit [68, 138-140].

Epigenetische Faktoren rücken bei der Suche nach geeigneten Markern immer mehr in den Vordergrund [21]. Die Arbeitsgruppe von Moore et al. konnte nachweisen, dass die DNA-Hypermethylierung von Leukozyten mit einem ansteigenden Risiko verbunden ist, ein Harnblasenkarzinom zu entwickeln; darüber hinaus ist diese Beziehung unabhängig vom Nikotinabusus und anderen Risikofaktoren [141].

Aus der Arbeit über die Auswertung der Dreifach-Chemotherapie beim fortgeschrittenen und metastasierten Urothelkarzinom werden weitere Arbeiten hervorgehen, die Marker hervorbringen könnten, welche eventuelle prognostische Aussagen erlauben werden. Einige Auswertungen epigenetischer Marker erfolgten bereits in Zusammenarbeit mit dem Centro Nacional de Investigaciones Oncológicas (CNIO) in Madrid. Erste Ergebnisse wurden in der Arbeit von Cebrian et al. demonstriert [48].

Niedrige Werte von KISS-1 wurden bei Harnblasenkarzinomen gefunden, verglichen mit nicht-invasiven Tumoren, bieten diese Ergebnisse Informationen zur Prognose. Die geringere Expression dieses Genes wurde auch in Zellen gefunden, die sich von fortgeschrittenen Harnblasenkarzinomen ableiten lassen [55]. Die Analyse der Expression von KISS-1 durch in situ Hybridisation auf Mikroarrays bestätigte den Verlust von KISS-1 in der Progression der Erkrankung; weiterhin zeigte sich eine Assoziation zu Tumorstadium, Grad, und Überleben [24, 142, 143].

6. Zusammenfassung und abschließende Wertung

Die Ergebnisse dieser Arbeit werfen auch die Frage nach möglichen Therapien des Harnblasenkarzinoms in Zukunft auf. Obwohl bereits auf Moleküle zielgerichtete Therapien für das Harnblasenkarzinom entwickelt wurden, ist es aufgrund der Karzinogenese der Erkrankung nicht möglich, ein einziges Molekül als Therapieziel heranzuziehen. Um optimale therapeutische Ergebnisse zu erzielen, sollten Synergismen, die den unterschiedlichen Entstehungswegen der Erkrankung Tribut zollen, der nächste Schritt in einem sinnvollen Umgang mit der Weiterentwicklung von Therapien sein [9].

Sonpavde hat zum Ausdruck gebracht, dass nach wie vor nicht klar ist, ob prognostische Marker entscheidende Faktoren sind, die zielgerichtet zu einer wesentlichen Änderung in der Diagnostik und Therapie des fortgeschrittenen Urothelkarzinom der Harnblase führen werden, oder ob sie Beobachter oder nur Effekte von dahinterliegenden Ereignissen sind, die andere Methoden benötigen [144]. Dennoch gibt die vorliegende Arbeit Anlass zur Hoffnung, dass durch die Fortführung der Forschungsarbeit auf dem Gebiet der Tumormarker für das Harnblasenkarzinom in Zukunft neben Aussagen zur Prognose und der Wahrscheinlichkeit eines Ansprechens auf medikamentöse Therapien auch Ziele gefunden werden, die direkt bei der Heilung dieser Erkrankung eine Rolle spielen.

Die in dieser kumulativen Habilitationsschrift vorgelegten Originalarbeiten haben größtenteils Einfluss auf andere Arbeiten auf diesem Gebiet.

Die Ergebnisse der Originalarbeit 3 [61] und die weitere Auswertung der vorliegenden Daten erfolgt in einer Multicenter-Studie, die unter Führung von Professor Matt Galsky vom Mount Sinai Hospital in New York, USA, erstmals auf dem ASCO 2012 vorgestellt wird und der weitere Publikationen folgen werden.

Die Originalarbeit 4 [62] hat neben der von mir verfassten Übersichtsarbeit [145] über Blasentumormarker Eingang in die offiziellen Leitlinien der National Academy of Clinical Biochemistry (NACB) für den Gebrauch von Tumormarkern für das

Harnblasenkarzinom gefunden, bei deren Erstellung ich selbst als Co-Autor beteiligt war [146].

Die Bedeutung von Körpergröße und Gewicht, sowie BMI wurde durch die Originalarbeit 5 deutlich gemacht [69]. Diese Angaben fanden auch Eingang in den Blasentumor Fragebogen, der unter anderem durch meine Mitwirkung entstanden ist und der 2012 veröffentlicht werden wird. Dieser Fragebogen wird in das Projekt „WHO Global Network of Collaborating Centres in Occupational Health" integriert werden [70].

Darüber hinaus geht diese Arbeit auch auf die Entwicklung neuer Marker aus dem Bereich der Epigenetik ein, die sicherlich das Bild des „profiling" von Tumoren in Zukunft prägen wird. Weiterführende Arbeiten werden die Kohorte der PCG-Polychemotherapie aus der Originalarbeit 3 [61] auf Marker mit prognostischer Aussagekraft untersuchen.

In der Hoffnung, dass diese Habilitationsschrift die Bedeutung von Tumormarkern beim Harnblasenkarzinom darstellt, soll sie einen Anstoß für die wichtige Weiterentwicklung auf diesem Gebiet geben.

7. Literaturverzeichnis

1. Jemal A, Bray F, Center MM et al. Global cancer statistics. CA: a cancer journal for clinicians 2011; 61: 69-90.
2. Botteman MF, Pashos CL, Redaelli A et al. The health economics of bladder cancer: a comprehensive review of the published literature. PharmacoEconomics 2003; 21: 1315-1330.
3. Mitra N, Indurkhya A. A propensity score approach to estimating the cost-effectiveness of medical therapies from observational data. Health economics 2005; 14: 805-815.
4. Hedelin H, Holmang S, Wiman L. The cost of bladder tumour treatment and follow-up. Scandinavian journal of urology and nephrology 2002; 36: 344-347.
5. Hong YM, Loughlin KR. Economic impact of tumor markers in bladder cancer surveillance. Urology 2008; 71: 131-135.
6. Aben KK, Witjes JA, Schoenberg MP et al. Familial aggregation of urothelial cell carcinoma. International journal of cancer. Journal international du cancer 2002; 98: 274-278.
7. Sternberg CN, Donat SM, Bellmunt J et al. Chemotherapy for bladder cancer: treatment guidelines for neoadjuvant chemotherapy, bladder preservation, adjuvant chemotherapy, and metastatic cancer. Urology 2007; 69: 62-79.
8. Sternberg CN. Gemcitabine in bladder cancer. Seminars in oncology 2000; 27: 31-39.
9. Mitra AP, Datar RH, Cote RJ. Molecular pathways in invasive bladder cancer: new insights into mechanisms, progression, and target identification. Journal of clinical oncology : official journal of the American Society of Clinical Oncology 2006; 24: 5552-5564.
10. Spruck CH, 3rd, Ohneseit PF, Gonzalez-Zulueta M et al. Two molecular pathways to transitional cell carcinoma of the bladder. Cancer research 1994; 54: 784-788.
11. Wu XR. Urothelial tumorigenesis: a tale of divergent pathways. Nature reviews. Cancer 2005; 5: 713-725.
12. Sanchez-Carbayo M, Cordon-Cardo C. Molecular alterations associated with bladder cancer progression. Seminars in oncology 2007; 34: 75-84.

13. Mhawech-Fauceglia P, Cheney RT, Schwaller J. Genetic alterations in urothelial bladder carcinoma: an updated review. Cancer 2006; 106: 1205-1216.

14. Stein JP, Grossfeld GD, Ginsberg DA et al. Prognostic markers in bladder cancer: a contemporary review of the literature. The Journal of urology 1998; 160: 645-659.

15. Lopez-Beltran A, Montironi R. Non-invasive urothelial neoplasms: according to the most recent WHO classification. European urology 2004; 46: 170-176.

16. Montironi R, Lopez-Beltran A. The 2004 WHO classification of bladder tumors: a summary and commentary. International journal of surgical pathology 2005; 13: 143-153.

17. Ting AH, McGarvey KM, Baylin SB. The cancer epigenome--components and functional correlates. Genes & development 2006; 20: 3215-3231.

18. Muntean AG, Hess JL. Epigenetic dysregulation in cancer. The American journal of pathology 2009; 175: 1353-1361.

19. Wolff EM, Liang G, Jones PA. Mechanisms of Disease: genetic and epigenetic alterations that drive bladder cancer. Nature clinical practice. Urology 2005; 2: 502-510.

20. Cordon-Cardo C, Cote RJ, Sauter G. Genetic and molecular markers of urothelial premalignancy and malignancy. Scandinavian journal of urology and nephrology. Supplementum 2000; 82-93.

21. Esteller M. Epigenetics in cancer. The New England journal of medicine 2008; 358: 1148-1159.

22. Yates DR, Rehman I, Abbod MF et al. Promoter hypermethylation identifies progression risk in bladder cancer. Clinical cancer research : an official journal of the American Association for Cancer Research 2007; 13: 2046-2053.

23. Salem C, Liang G, Tsai YC et al. Progressive increases in de novo methylation of CpG islands in bladder cancer. Cancer research 2000; 60: 2473-2476.

24. Sanchez-Carbayo M, Cordon-Cardo C. Applications of array technology: identification of molecular targets in bladder cancer. British journal of cancer 2003; 89: 2172-2177.

25. Knowles MA. Molecular subtypes of bladder cancer: Jekyll and Hyde or chalk and cheese? Carcinogenesis 2006; 27: 361-373.

26. Hollstein M, Sidransky D, Vogelstein B, Harris CC. p53 mutations in human cancers. Science 1991; 253: 49-53.

27. Sidransky D, Von Eschenbach A, Tsai YC et al. Identification of p53 gene mutations in bladder cancers and urine samples. Science 1991; 252: 706-709.

28. Kroft SH, Oyasu R. Urinary bladder cancer: mechanisms of development and progression. Laboratory investigation; a journal of technical methods and pathology 1994; 71: 158-174.

29. Miller C, Mohandas T, Wolf D et al. Human p53 gene localized to short arm of chromosome 17. Nature 1986; 319: 783-784.

30. Schlechte HH, Schnorr D, Loning T et al. Mutation of the tumor suppressor gene p53 in human prostate and bladder cancers--investigation by temperature gradient gel electrophoresis (TGGE). The Journal of urology 1997; 157: 1049-1053.

31. Hedrum A, Ponten F, Ren Z et al. Sequence-based analysis of the human p53 gene based on microdissection of tumor biopsy samples. BioTechniques 1994; 17: 118-119, 122-114, 126-119.

32. Bjorklund B, Bjorklund V. Antigenicity of pooled human malignant and normal tissues by cyto-immunological technique; presence of an insoluble, heat-labile tumor antigen. International archives of allergy and applied immunology 1957; 10: 153-184.

33. Nathrath WB, Heidenkummer P, Bjorklund V, Bjorklund B. Distribution of tissue polypeptide antigen (TPA) in normal human tissues: Immunohistochemical study on unfixed, methanol-, ethanol-, and formalin-fixed tissues. The journal of histochemistry and cytochemistry : official journal of the Histochemistry Society 1985; 33: 99-109.

34. Correale M, Arnberg H, Blockx P et al. Clinical profile of a new monoclonal antibody-based immunoassay for tissue polypeptide antigen. The International journal of biological markers 1994; 9: 231-238.

35. Blasi F, Sidenius N. The urokinase receptor: focused cell surface proteolysis, cell adhesion and signaling. FEBS letters 2010; 584: 1923-1930.

36. Vassalli JD, Baccino D, Belin D. A cellular binding site for the Mr 55,000 form of the human plasminogen activator, urokinase. The Journal of cell biology 1985; 100: 86-92.

37. van der Burg ME, Henzen-Logmans SC, Berns EM et al. Expression of urokinase-type plasminogen activator (uPA) and its inhibitor PAI-1 in benign,

borderline, malignant primary and metastatic ovarian tumors. International journal of cancer. Journal international du cancer 1996; 69: 475-479.

38. Blasi F. Urokinase and urokinase receptor: a paracrine/autocrine system regulating cell migration and invasiveness. BioEssays : news and reviews in molecular, cellular and developmental biology 1993; 15: 105-111.

39. Andreasen PA, Kjoller L, Christensen L, Duffy MJ. The urokinase-type plasminogen activator system in cancer metastasis: a review. International journal of cancer. Journal international du cancer 1997; 72: 1-22.

40. Fazioli F, Blasi F. Urokinase-type plasminogen activator and its receptor: new targets for anti-metastatic therapy? Trends in pharmacological sciences 1994; 15: 25-29.

41. Hasui Y, Marutsuka K, Suzumiya J et al. The content of urokinase-type plasminogen activator antigen as a prognostic factor in urinary bladder cancer. International journal of cancer. Journal international du cancer 1992; 50: 871-873.

42. Hudson MA, McReynolds LM. Urokinase and the urokinase receptor: association with in vitro invasiveness of human bladder cancer cell lines. Journal of the National Cancer Institute 1997; 89: 709-717.

43. Brunner G, Pohl J, Erkell LJ et al. Induction of urokinase activity and malignant phenotype in bladder carcinoma cells after transfection of the activated Ha-ras oncogene. Journal of cancer research and clinical oncology 1989; 115: 139-144.

44. Olayioye MA, Neve RM, Lane HA, Hynes NE. The ErbB signaling network: receptor heterodimerization in development and cancer. The EMBO journal 2000; 19: 3159-3167.

45. Sliwkowski MX, Lofgren JA, Lewis GD et al. Nonclinical studies addressing the mechanism of action of trastuzumab (Herceptin). Seminars in oncology 1999; 26: 60-70.

46. Gandour-Edwards R, Lara PN, Jr., Folkins AK et al. Does HER2/neu expression provide prognostic information in patients with advanced urothelial carcinoma? Cancer 2002; 95: 1009-1015.

47. Mellon JK, Lunec J, Wright C et al. C-erbB-2 in bladder cancer: molecular biology, correlation with epidermal growth factor receptors and prognostic value. The Journal of urology 1996; 155: 321-326.

48. Cebrian V, Fierro M, Orenes-Pinero E et al. KISS1 methylation and expression as tumor stratification biomarkers and clinical outcome prognosticators for bladder cancer patients. The American journal of pathology 2011; 179: 540-546.

49. West A, Vojta PJ, Welch DR, Weissman BE. Chromosome localization and genomic structure of the KiSS-1 metastasis suppressor gene (KISS1). Genomics 1998; 54: 145-148.

50. Lee JH, Miele ME, Hicks DJ et al. KiSS-1, a novel human malignant melanoma metastasis-suppressor gene. Journal of the National Cancer Institute 1996; 88: 1731-1737.

51. Ohtaki T, Shintani Y, Honda S et al. Metastasis suppressor gene KiSS-1 encodes peptide ligand of a G-protein-coupled receptor. Nature 2001; 411: 613-617.

52. Muir AI, Chamberlain L, Elshourbagy NA et al. AXOR12, a novel human G protein-coupled receptor, activated by the peptide KiSS-1. The Journal of biological chemistry 2001; 276: 28969-28975.

53. Welch DR, Chen P, Miele ME et al. Microcell-mediated transfer of chromosome 6 into metastatic human C8161 melanoma cells suppresses metastasis but does not inhibit tumorigenicity. Oncogene 1994; 9: 255-262.

54. Miele ME, Robertson G, Lee JH et al. Metastasis suppressed, but tumorigenicity and local invasiveness unaffected, in the human melanoma cell line MelJuSo after introduction of human chromosomes 1 or 6. Molecular carcinogenesis 1996; 15: 284-299.

55. Sanchez-Carbayo M, Socci ND, Charytonowicz E et al. Molecular profiling of bladder cancer using cDNA microarrays: defining histogenesis and biological phenotypes. Cancer research 2002; 62: 6973-6980.

56. Paz MF, Fraga MF, Avila S et al. A systematic profile of DNA methylation in human cancer cell lines. Cancer research 2003; 63: 1114-1121.

57. Brena RM, Huang TH, Plass C. Quantitative assessment of DNA methylation: Potential applications for disease diagnosis, classification, and prognosis in clinical settings. Journal of molecular medicine 2006; 84: 365-377.

58. Frommer M, McDonald LE, Millar DS et al. A genomic sequencing protocol that yields a positive display of 5-methylcytosine residues in individual DNA strands. Proceedings of the National Academy of Sciences of the United States of America 1992; 89: 1827-1831.

59. Ecke TH, Lenk SV, Schlechte HH, Loening SA. Tissue polypeptide antigen (TPA) in comparison with mutations of tumour suppressor gene P53 (TP53) in patients with bladder cancer. Anticancer research 2003; 23: 957-962.

60. Ecke TH, Schlechte HH, Schulze G et al. Four tumour markers for urinary bladder cancer--tissue polypeptide antigen (TPA), HER-2/neu (ERB B2), urokinase-type plasminogen activator receptor (uPAR) and TP53 mutation. Anticancer research 2005; 25: 635-641.

61. Ecke TH, Bartel P, Koch S et al. Chemotherapy with gemcitabine, paclitaxel, and cisplatin in the treatment of patients with advanced transitional cell carcinoma of the urothelium. Oncology reports 2006; 16: 1381-1388.

62. Ecke TH, Sachs MD, Lenk SV et al. TP53 gene mutations as an independent marker for urinary bladder cancer progression. International journal of molecular medicine 2008; 21: 655-661.

63. Sachs MD, Schlechte H, Lenk VS et al. Genetic analysis of Tp53 from urine sediment as a tool for diagnosing recurrence and residual of bladder carcinoma. European urology 2000; 38: 426-433.

64. Schlichtholz B, Presler M, Matuszewski M. Clinical implications of p53 mutation analysis in bladder cancer tissue and urine sediment by functional assay in yeast. Carcinogenesis 2004; 25: 2319-2323.

65. Mokdad AH, Bowman BA, Ford ES et al. The continuing epidemics of obesity and diabetes in the United States. JAMA : the journal of the American Medical Association 2001; 286: 1195-1200.

66. Deurenberg P, Weststrate JA, Seidell JC. Body mass index as a measure of body fatness: age- and sex-specific prediction formulas. The British journal of nutrition 1991; 65: 105-114.

67. Hafron J, Mitra N, Dalbagni G et al. Does body mass index affect survival of patients undergoing radical or partial cystectomy for bladder cancer? The Journal of urology 2005; 173: 1513-1517.

68. Holick CN, Giovannucci EL, Stampfer MJ, Michaud DS. Prospective study of body mass index, height, physical activity and incidence of bladder cancer in US men and women. International journal of cancer. Journal international du cancer 2007; 120: 140-146.

69. Ecke TH, Schlechte HH, Gunia S et al. Body mass index (BMI) and mutations of tumor suppressor gene p53 (TP53) in patients with urinary bladder cancer. Urologic oncology 2008; 26: 470-473.

70. Golka K, Abreu-Villaca Y, Attar RA et al. Bladder cancer documentation of causes: multilingual questionnaire 'bladder cancer doc'. Frontiers in Bioscience 2011; E4: 2709-2722.

71. Maulard C, Toubert ME, Chretien Y et al. Serum tissue polypeptide antigen (S-TPA) in bladder cancer as a tumor marker. A prospective study. Cancer 1994; 73: 394-398.

72. Stieber P, Schmeller N, Schambeck C et al. Clinical relevance of CYFRA 21-1, TPA-IRMA and TPA-LIA-mat in urinary bladder cancer. Anticancer research 1996; 16: 3793-3798.

73. Sanchez-Carbayo M, Herrero E, Megias J et al. Comparative sensitivity of urinary CYFRA 21-1, urinary bladder cancer antigen, tissue polypeptide antigen, tissue polypeptide antigen and NMP22 to detect bladder cancer. The Journal of urology 1999; 162: 1951-1956.

74. Maulard-Durdux C, Toubert ME, Hennequin C, Housset M. Serum tissue polypeptide antigen in bladder cancer as a tumor marker: a prospective study. Journal of clinical oncology : official journal of the American Society of Clinical Oncology 1997; 15: 3446-3450.

75. Filella X, Menendez V, Molina R et al. TPA prognostic value in superficial bladder cancer. Anticancer research 1996; 16: 2173-2175.

76. Casetta G, Piana P, Cavallini A et al. Urinary levels of tumour associated antigens (CA 19-9, TPA and CEA) in patients with neoplastic and non-neoplastic urothelial abnormalities. British journal of urology 1993; 72: 60-64.

77. Schlechte HH, Sachs MD, Lenk SV et al. Progression in transitional cell carcinoma of the urinary bladder--analysis of Tp53 gene mutations by temperature gradients and sequence in tumor tissues and in cellular urine sediments. Cancer detection and prevention 2000; 24: 24-32.

78. Kusser WC, Miao X, Glickman BW et al. p53 mutations in human bladder cancer. Environmental and molecular mutagenesis 1994; 24: 156-160.

79. Sidransky D, Hollstein M. Clinical implications of the p53 gene. Annual review of medicine 1996; 47: 285-301.

80. van Engeland M, Kuijpers HJ, Ramaekers FC et al. Plasma membrane alterations and cytoskeletal changes in apoptosis. Experimental cell research 1997; 235: 421-430.

81. Dittadi R, Coradini D, Meo S et al. Tissue polypeptide antigen as a putative indicator of apoptosis. Clinical chemistry 1998; 44: 2002-2003.

82. Casella R, Shariat SF, Monoski MA, Lerner SP. Urinary levels of urokinase-type plasminogen activator and its receptor in the detection of bladder carcinoma. Cancer 2002; 95: 2494-2499.

83. Shariat SF, Monoski MA, Andrews B et al. Association of plasma urokinase-type plasminogen activator and its receptor with clinical outcome in patients undergoing radical cystectomy for transitional cell carcinoma of the bladder. Urology 2003; 61: 1053-1058.

84. Pyke C, Kristensen P, Ralfkiaer E et al. Urokinase-type plasminogen activator is expressed in stromal cells and its receptor in cancer cells at invasive foci in human colon adenocarcinomas. The American journal of pathology 1991; 138: 1059-1067.

85. Ellis V, Pyke C, Eriksen J et al. The urokinase receptor: involvement in cell surface proteolysis and cancer invasion. Annals of the New York Academy of Sciences 1992; 667: 13-31.

86. Mignatti P, Rifkin DB. Biology and biochemistry of proteinases in tumor invasion. Physiological reviews 1993; 73: 161-195.

87. Pedersen H, Grondahl-Hansen J, Francis D et al. Urokinase and plasminogen activator inhibitor type 1 in pulmonary adenocarcinoma. Cancer research 1994; 54: 120-123.

88. Bhuvarahamurthy V, Schroeder J, Denkert C et al. In situ gene expression of urokinase-type plasminogen activator and its receptor in transitional cell carcinoma of the human bladder. Oncology reports 2004; 12: 909-913.

89. Lonn U, Lonn S, Friberg S et al. Prognostic value of amplification of c-erb-B2 in bladder carcinoma. Clinical cancer research : an official journal of the American Association for Cancer Research 1995; 1: 1189-1194.

90. Ohta JI, Miyoshi Y, Uemura H et al. Fluorescence in situ hybridization evaluation of c-erbB-2 gene amplification and chromosomal anomalies in bladder cancer. Clinical cancer research : an official journal of the American Association for Cancer Research 2001; 7: 2463-2467.

91. Tsai YS, Tzai TS, Chow NH et al. Prognostic values of p53 and HER-2/neu coexpression in invasive bladder cancer in Taiwan. Urologia internationalis 2003; 71: 262-270.

92. Cheng J, Huang H, Zhang ZT et al. Overexpression of epidermal growth factor receptor in urothelium elicits urothelial hyperplasia and promotes bladder tumor growth. Cancer research 2002; 62: 4157-4163.

93. Jarvinen TA, Liu ET. Effects of HER-2/neu on chemosensitivity of tumor cells. Drug resistance updates : reviews and commentaries in antimicrobial and anticancer chemotherapy 2000; 3: 319-324.

94. Sandri MI, Isaacs RJ, Ongkeko WM et al. p53 regulates the minimal promoter of the human topoisomerase IIalpha gene. Nucleic acids research 1996; 24: 4464-4470.

95. Kwon Y, Shin BS, Chung IK. The p53 tumor suppressor stimulates the catalytic activity of human topoisomerase IIalpha by enhancing the rate of ATP hydrolysis. The Journal of biological chemistry 2000; 275: 18503-18510.

96. McHugh LA, Sayan AE, Mejlvang J et al. Lapatinib, a dual inhibitor of ErbB-1/-2 receptors, enhances effects of combination chemotherapy in bladder cancer cells. International journal of oncology 2009; 34: 1155-1163.

97. Jimenez RE, Hussain M, Bianco FJ, Jr. et al. Her-2/neu overexpression in muscle-invasive urothelial carcinoma of the bladder: prognostic significance and comparative analysis in primary and metastatic tumors. Clinical cancer research : an official journal of the American Association for Cancer Research 2001; 7: 2440-2447.

98. Kruger S, Weitsch G, Buttner H et al. HER2 overexpression in muscle-invasive urothelial carcinoma of the bladder: prognostic implications. International journal of cancer. Journal international du cancer 2002; 102: 514-518.

99. Hussain MH, MacVicar GR, Petrylak DP et al. Trastuzumab, paclitaxel, carboplatin, and gemcitabine in advanced human epidermal growth factor receptor-2/neu-positive urothelial carcinoma: results of a multicenter phase II National Cancer Institute trial. Journal of clinical oncology : official journal of the American Society of Clinical Oncology 2007; 25: 2218-2224.

100. von der Maase H, Hansen SW, Roberts JT et al. Gemcitabine and cisplatin versus methotrexate, vinblastine, doxorubicin, and cisplatin in advanced or metastatic bladder cancer: results of a large, randomized, multinational, multicenter,

phase III study. Journal of clinical oncology : official journal of the American Society of Clinical Oncology 2000; 18: 3068-3077.

101. McCaffrey JA, Hilton S, Mazumdar M et al. Phase II trial of docetaxel in patients with advanced or metastatic transitional-cell carcinoma. Journal of clinical oncology : official journal of the American Society of Clinical Oncology 1997; 15: 1853-1857.

102. Roth BJ, Dreicer R, Einhorn LH et al. Significant activity of paclitaxel in advanced transitional-cell carcinoma of the urothelium: a phase II trial of the Eastern Cooperative Oncology Group. Journal of clinical oncology : official journal of the American Society of Clinical Oncology 1994; 12: 2264-2270.

103. Stadler WM, Kuzel T, Roth B et al. Phase II study of single-agent gemcitabine in previously untreated patients with metastatic urothelial cancer. Journal of clinical oncology : official journal of the American Society of Clinical Oncology 1997; 15: 3394-3398.

104. Moore MJ, Tannock IF, Ernst DS et al. Gemcitabine: a promising new agent in the treatment of advanced urothelial cancer. Journal of clinical oncology : official journal of the American Society of Clinical Oncology 1997; 15: 3441-3445.

105. Bellmunt J, Guillem V, Paz-Ares L et al. Phase I-II study of paclitaxel, cisplatin, and gemcitabine in advanced transitional-cell carcinoma of the urothelium. Spanish Oncology Genitourinary Group. Journal of clinical oncology : official journal of the American Society of Clinical Oncology 2000; 18: 3247-3255.

106. Bellmunt J, Albanell J, Paz-Ares L et al. Pretreatment prognostic factors for survival in patients with advanced urothelial tumors treated in a phase I/II trial with paclitaxel, cisplatin, and gemcitabine. Cancer 2002; 95: 751-757.

107. Oken MM, Creech RH, Tormey DC et al. Toxicity and response criteria of the Eastern Cooperative Oncology Group. American journal of clinical oncology 1982; 5: 649-655.

108. Hussain M, Vaishampayan U, Du W et al. Combination paclitaxel, carboplatin, and gemcitabine is an active treatment for advanced urothelial cancer. Journal of clinical oncology : official journal of the American Society of Clinical Oncology 2001; 19: 2527-2533.

109. Lorusso V, Crucitta E, Silvestris N et al. Randomised, open-label, phase II trial of paclitaxel, gemcitabine and cisplatin versus gemcitabine and cisplatin as first-line

chemotherapy in advanced transitional cell carcinoma of the urothelium. Oncology reports 2005; 13: 283-287.

110. Sternberg CN, Yagoda A, Scher HI et al. Preliminary results of M-VAC (methotrexate, vinblastine, doxorubicin and cisplatin) for transitional cell carcinoma of the urothelium. The Journal of urology 1985; 133: 403-407.

111. Logothetis CJ, Dexeus FH, Finn L et al. A prospective randomized trial comparing MVAC and CISCA chemotherapy for patients with metastatic urothelial tumors. Journal of clinical oncology : official journal of the American Society of Clinical Oncology 1990; 8: 1050-1055.

112. Bajorin DF, Dodd PM, Mazumdar M et al. Long-term survival in metastatic transitional-cell carcinoma and prognostic factors predicting outcome of therapy. Journal of clinical oncology : official journal of the American Society of Clinical Oncology 1999; 17: 3173-3181.

113. Pectasides D, Glotsos J, Bountouroglou N et al. Weekly chemotherapy with docetaxel, gemcitabine and cisplatin in advanced transitional cell urothelial cancer: a phase II trial. Annals of oncology : official journal of the European Society for Medical Oncology / ESMO 2002; 13: 243-250.

114. Wu X, Obata T, Khan Q et al. The phosphatidylinositol-3 kinase pathway regulates bladder cancer cell invasion. BJU international 2004; 93: 143-150.

115. Tomlinson DC, Lamont FR, Shnyder SD, Knowles MA. Fibroblast growth factor receptor 1 promotes proliferation and survival via activation of the mitogen-activated protein kinase pathway in bladder cancer. Cancer research 2009; 69: 4613-4620.

116. Karam JA, Lotan Y, Karakiewicz PI et al. Use of combined apoptosis biomarkers for prediction of bladder cancer recurrence and mortality after radical cystectomy. The lancet oncology 2007; 8: 128-136.

117. Esrig D, Spruck CH, 3rd, Nichols PW et al. p53 nuclear protein accumulation correlates with mutations in the p53 gene, tumor grade, and stage in bladder cancer. The American journal of pathology 1993; 143: 1389-1397.

118. Cordon-Cardo C, Dalbagni G, Saez GT et al. p53 mutations in human bladder cancer: genotypic versus phenotypic patterns. International journal of cancer. Journal international du cancer 1994; 56: 347-353.

119. Kunze E, Von Bonin F, Werner C et al. Transitional cell carcinomas and nonurothelial carcinomas of the urinary bladder differ in the promoter methylation status of the caveolin-1, hDAB2IP and p53 genes, but not in the global methylation of Alu elements. International journal of molecular medicine 2006; 17: 3-13.

120. Llopis J, Alcaraz A, Ribal MJ et al. p53 expression predicts progression and poor survival in T1 bladder tumours. European urology 2000; 37: 644-653.

121. Garcia-Cao I, Garcia-Cao M, Martin-Caballero J et al. "Super p53" mice exhibit enhanced DNA damage response, are tumor resistant and age normally. The EMBO journal 2002; 21: 6225-6235.

122. Bullock AN, Fersht AR. Rescuing the function of mutant p53. Nature reviews. Cancer 2001; 1: 68-76.

123. Shariat SF, Tokunaga H, Zhou J et al. p53, p21, pRB, and p16 expression predict clinical outcome in cystectomy with bladder cancer. Journal of clinical oncology : official journal of the American Society of Clinical Oncology 2004; 22: 1014-1024.

124. Hernandez S, Lopez-Knowles E, Lloreta J et al. FGFR3 and Tp53 mutations in T1G3 transitional bladder carcinomas: independent distribution and lack of association with prognosis. Clinical cancer research : an official journal of the American Association for Cancer Research 2005; 11: 5444-5450.

125. van Rhijn BW, van der Kwast TH, Vis AN et al. FGFR3 and P53 characterize alternative genetic pathways in the pathogenesis of urothelial cell carcinoma. Cancer research 2004; 64: 1911-1914.

126. Lopez-Knowles E, Hernandez S, Kogevinas M et al. The p53 pathway and outcome among patients with T1G3 bladder tumors. Clinical cancer research : an official journal of the American Association for Cancer Research 2006; 12: 6029-6036.

127. Hartmann A, Schlake G, Zaak D et al. Occurrence of chromosome 9 and p53 alterations in multifocal dysplasia and carcinoma in situ of human urinary bladder. Cancer research 2002; 62: 809-818.

128. Masters JR, Vani UD, Grigor KM et al. Can p53 staining be used to identify patients with aggressive superficial bladder cancer? The Journal of pathology 2003; 200: 74-81.

129. Lindgren D, Liedberg F, Andersson A et al. Molecular characterization of early-stage bladder carcinomas by expression profiles, FGFR3 mutation status, and loss of 9q. Oncogene 2006; 25: 2685-2696.

130. Huang C, Taki T, Adachi M et al. Mutations in exon 7 and 8 of p53 as poor prognostic factors in patients with non-small cell lung cancer. Oncogene 1998; 16: 2469-2477.

131. Skaug V, Ryberg D, Kure EH et al. p53 mutations in defined structural and functional domains are related to poor clinical outcome in non-small cell lung cancer patients. Clinical cancer research : an official journal of the American Association for Cancer Research 2000; 6: 1031-1037.

132. Martin AC, Facchiano AM, Cuff AL et al. Integrating mutation data and structural analysis of the TP53 tumor-suppressor protein. Human mutation 2002; 19: 149-164.

133. Sharma S, Schwarte-Waldhoff I, Oberhuber H, Schafer R. Functional interaction of wild-type and mutant p53 transfected into human tumor cell lines carrying activated ras genes. Cell growth & differentiation : the molecular biology journal of the American Association for Cancer Research 1993; 4: 861-869.

134. Peyromaure M, Weibing S, Sebe P et al. Prognostic value of p53 overexpression in T1G3 bladder tumors treated with bacillus Calmette-Guerin therapy. Urology 2002; 59: 409-413.

135. Vet JA, Bringuier PP, Schaafsma HE et al. Comparison of P53 protein overexpression with P53 mutation in bladder cancer: clinical and biologic aspects. Laboratory investigation; a journal of technical methods and pathology 1995; 73: 837-843.

136. Gao JP, Uchida T, Wang C et al. Relationship between p53 gene mutation and protein expression: clinical significance in transitional cell carcinoma of the bladder. International journal of oncology 2000; 16: 469-475.

137. Zhang ZF, Zeng ZS, Sarkis AS et al. Family history of cancer, body weight, and p53 nuclear overexpression in Duke's C colorectal cancer. British journal of cancer 1995; 71: 888-893.

138. Moller H, Mellemgaard A, Lindvig K, Olsen JH. Obesity and cancer risk: a Danish record-linkage study. European journal of cancer 1994; 30A: 344-350.

139. Wolk A, Gridley G, Svensson M et al. A prospective study of obesity and cancer risk (Sweden). Cancer causes & control : CCC 2001; 12: 13-21.

140. Pan SY, Johnson KC, Ugnat AM et al. Association of obesity and cancer risk in Canada. American journal of epidemiology 2004; 159: 259-268.

141. Moore LE, Pfeiffer RM, Poscablo C et al. Genomic DNA hypomethylation as a biomarker for bladder cancer susceptibility in the Spanish Bladder Cancer Study: a case-control study. The lancet oncology 2008; 9: 359-366.

142. Sanchez-Carbayo M, Capodieci P, Cordon-Cardo C. Tumor suppressor role of KiSS-1 in bladder cancer: loss of KiSS-1 expression is associated with bladder cancer progression and clinical outcome. The American journal of pathology 2003; 162: 609-617.

143. Sanchez-Carbayo M, Socci ND, Lozano JJ et al. Gene discovery in bladder cancer progression using cDNA microarrays. The American journal of pathology 2003; 163: 505-516.

144. Sonpavde G, Sternberg CN, Rosenberg JE et al. Second-line systemic therapy and emerging drugs for metastatic transitional-cell carcinoma of the urothelium. The lancet oncology 2010; 11: 861-870.

145. Ecke TH. Focus on urinary bladder cancer markers: a review. Minerva urologica e nefrologica = The Italian journal of urology and nephrology 2008; 60: 237-246.

146. Sturgeon CM, Duffy MJ, Hofmann BR et al. National Academy of Clinical Biochemistry Laboratory Medicine Practice Guidelines for use of tumor markers in liver, bladder, cervical, and gastric cancers. Clinical chemistry 2010; 56: e1-48.

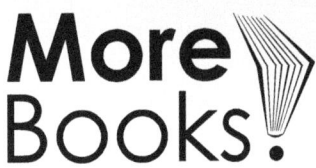

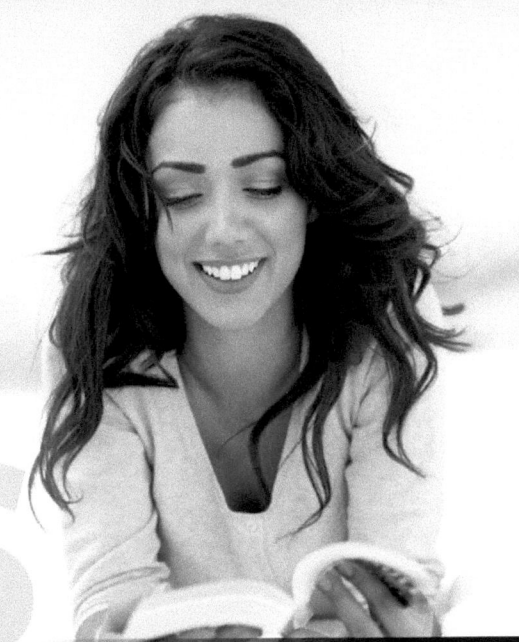

i want morebooks!

Buy your books fast and straightforward online - at one of world's fastest growing online book stores! Environmentally sound due to Print-on-Demand technologies.

Buy your books online at

www.get-morebooks.com

Kaufen Sie Ihre Bücher schnell und unkompliziert online – auf einer der am schnellsten wachsenden Buchhandelsplattformen weltweit! Dank Print-On-Demand umwelt- und ressourcenschonend produziert.

Bücher schneller online kaufen

www.morebooks.de

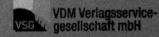 VDM Verlagsservicegesellschaft mbH
Heinrich-Böcking-Str. 6-8   Telefon: +49 681 3720 174   info@vdm-vsg.de
D - 66121 Saarbrücken   Telefax: +49 681 3720 1749   www.vdm-vsg.de

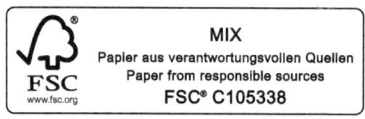

Printed by Books on Demand GmbH, Norderstedt / Germany